三把钥匙说透中医

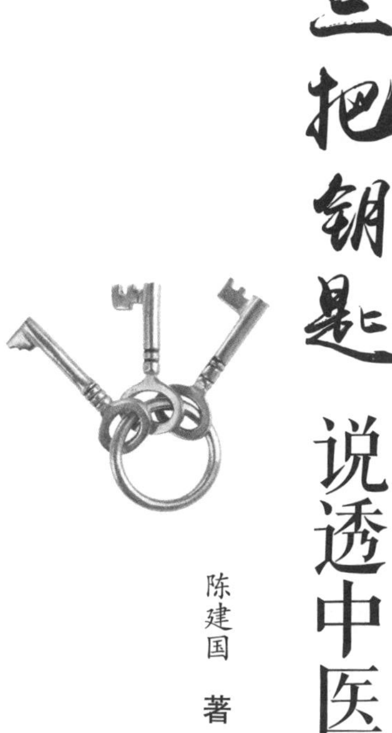

陈建国 著

全国百佳图书出版单位
中国中医药出版社
·北 京·

图书在版编目（CIP）数据

三把钥匙说透中医 / 陈建国著 . -- 北京 : 中国中医药出版社 , 2025. 4. -- (中医师承学堂).

ISBN 978-7-5132-9102-6

Ⅰ. R2

中国国家版本馆 CIP 数据核字第 20241MA268 号

中国中医药出版社出版

北京经济技术开发区科创十三街 31 号院二区 8 号楼

邮政编码　100176

传真　010-64405721

廊坊市佳艺印务有限公司印刷

各地新华书店经销

开本 710×1000　1/16　印张 12.75　字数 202 千字

2025 年 4 月第 1 版　2025 年 4 月第 1 次印刷

书号　ISBN 978-7-5132-9102-6

定价　56.00 元

网址　www.cptcm.com

服务热线　010-64405510

购书热线　010-89535836

维权打假　010-64405753

微信服务号　zgzyycbs

微商城网址　https://kdt.im/LIdUGr

官方微博　http://e.weibo.com/cptcm

天猫旗舰店网址　https://zgzyycbs.tmall.com

如有印装质量问题请与本社出版部联系（010-64405510）

冯学功序

明医引路　健康随身

医学是经验科学，中医尤其如此。不经过临床上反复实践，思考，总结；再实践，再思考，再总结，是难以给患者提供一些切实可行的方法的。这也就是目前中医保健图书虽然琳琅满目，但却鲜有力作的一个重要原因。试问，一个不会看病的人告诉你如何防病治病，你能相信吗？

本书作者陈建国医师，曾任武警北京总队第三医院中医科主任。审读其书，最显著的特点是创造性地将中医传统的六经八纲辨证体系，转化为“三把钥匙”的健康养生指导原则，教我们认识自己的身体、疾病和健康，在日常生活中则用食物寒热温凉之性来调整人体的寒热虚实偏性，使人体恢复阴阳的稳态，从而达到防病治病目的。同时本书的另一大亮点，就是纠正人们目前养生保健中的误区，许多观点让人耳目一新。平实的文字，看似简单的聊天，却让人明白了原本深奥的医学道理，发现原来防病治病也可以如此简单易行。对于这本我进行医学主审的《三把钥匙说透中医》，我相信能够为健康养生热吹来一缕清风，使普通百姓能够掌握合理的养生保健方法，做掌控自己身体的主人。

陈建国主任是一名优秀的中医临床医生，师从当代经方大师冯世纶教授，临床采用六经方证体系，疗效突出。在繁忙的诊务中，不忘

“圣人不治已病治未病”的古训，勤于思考，善于总结，抽出大量的时间、精力投身于中医健康科普事业中来。2010年7月曾在北京电视台《养生堂》节目做客，宣讲科学的养生保健方法，他可能是当时该节目中最年轻的专家之一，却深受观众好评，我想这与他深厚的专业素养是分不开的。

虽然陈建国医师年轻有为、前途无量，但我还是期望他不被罩以太多的光环，如他自己所言，做一个“明医”足矣！本书之平实和睿智正是他这一理念的践行。对于读者来说，明医引路，健康随身，大福矣！

审读人：冯学功

北京中医药大学博士生导师

北京市中西医结合医院主任医师

甲辰年仲夏于北京

刘观涛序

疾病难避免　真法锦囊中

《三把钥匙说透中医》作者陈建国医师，是我的同门师弟。我们曾经一起定期组织疑难病症的会诊；一起策划、主办“经方师承教学班”（邀请冯世纶教授等国内顶级中医名家主讲），三年之内成功举办过五期全国经方临床带教课程，培养五百多名来自全国各地的医师学员；一起策划组织中华中医药学会主办的“全国经方论坛”；也时常深入探讨如何让博大精深的中医走入更多的大众百姓家。陈建国师弟担任武警北京总队第三医院中医科主任，他和他的医师团队，一直为中医养生的普及做着实实在在的事情。他和中医科医师同事及北京中医药大学硕士陶有强医师、马家驹医师，一起探索出“中医体质检测、对证养生指导、中药处方治病”三位二体的全方位治养结合模式，深受患者朋友的欢迎。

大千世界，芸芸众生，生病总是无以避免。诸多患者经由医师之手而药到病除、恢复健康，颇有“病树前头万木春”之喜。但其中很多人由于不注重养生，一段时间后又旧病复发，或更添新病，不得不又回到诊室求治，真有“前度刘郎今又来”之忧啊！

其实，天下万病的“病根儿”，在《黄帝内经》最著名的篇章——“至真要大论篇”中，被归为至简至要的十多条。黄帝对自己的老师岐伯说，我所教授的医生们，达不到十全十美的治病效果，我却很想让他们的疗效更加卓越，让所有医生都能掌握工巧神圣的治病技术，你能告诉我天下万病的病根儿（病机）究竟是什么吗?

岐伯则毫无保留地倾囊相授:“诸风掉眩，皆属于肝。诸寒收引，皆属于肾。诸气膹郁，皆属于肺。诸湿肿满，皆属于脾。诸热瞀瘛，皆属于火……疏其血气，令其调达，而致和平。”

从古至今，历代中医医家无不把《黄帝内经》的病机大论视为临床治病救人最重要的法则，这段文章的篇名为什么叫“至真要大论篇”？明代医家吴崑解释说：最高尚的道理，叫“至”，就是至高无上；完全真实、绝无虚假的内容，称为“真”；抓住重点和关键，让人一通百通叫作“要”。

世间万病的“病根儿”，被历代医家依据《黄帝内经》所提病机，精简为“气虚，阳虚（虚寒），津虚，血虚，阴虚（虚热），虚风；气滞，阳盛（实热），痰湿，血瘀，阴盛（实寒），实风”十二种病性与表、里、半表半里等病位。正是这些“病根儿”，排列组合出了成千上万种疑难杂病（如湿热、风寒、风热、风湿热……）。而为了让中国老百姓能够通俗易懂地接受，陈建国主任又将其精简为“表里、寒热、虚实”三把钥匙。

用这“三把钥匙”，既可以治病，又可以养生。中医讲求“对证下药”，每个人的体质或“病根儿”都有可能不同，养生就必须针对不同的“证型”来进行，这才是最见成效的“辨证论治、对证养生”啊!

刘观涛
2024 年 10 月 26 日
写于北京孔伯华医馆

前　言

人命千金贵　颐养万年青

我是一名中医医生，这个职业就是“活人”和“阅人”，虽不敢说活人无数、阅人无数，但在二十几年的从业历程中，每天都在长进，尤其是我的患者，他们对健康的渴求，把我带出了断病开方的职业常轨，就像传说中的古人炼丹一样，一点一点地“炼”就了我对疾病、对健康的一些殊为宝贵的经验和感悟。每当我的患者采信了我的这些经验和认识“补益”了他们的健康，我的经验和感悟成了他们的“维生素”，成了他们的“氨基酸”，成了他们的“人参”“黄芪”，我是多么幸福啊！通过几年的积累，我终于能够借这本书和千千万万的读者一起分享我的那些经验和感悟，我的内心更是朵朵莲花次第盛开。

人命至重贵于千金，所以药王孙思邈才把自己的医学著作命名为《备急千金要方》。人的生命只有一次，可惜的是，我们却往往要无可奈何地在就医方面花费宝贵的时间和钱财，甚至要耗费情感和意志。为什么医院越建越多，越建越大，就是疾病的“蓬勃发展”造成的。

我生性天真、单纯，有时候在给患者看病的时候，都忍不住在想，有没有什么方法可以让患者变得少一点，也好让自己“清闲”一点呢？理想的答案当然就是让大家健健康康的，少生病，甚至不生病。

经过诸多学者们的不懈传播，很多老百姓也都知道了《黄帝内经》这部“中医圣经”。里面有一段话说得好：**“圣人不治已病治未病，不治**

已乱治未乱，此之谓也。夫病已成而后药之，乱已成而后治之，譬犹渴而穿井，斗而铸锥，不亦晚乎。”

这段话是说等有病了再去治病，就显得有点晚了，当疾病还在萌芽状态的时候就去治疗，是比较好的选择，更好的做法就是保养得健健康康的，不生病，这才是最好的方法。提倡“治未病”体现了中医博大精深的预防思想。

但在现实生活中，无论是“治已病”还是“治未病”，形势都相当严峻。

“治已病”也就是我们说的医疗，农村、小城镇医疗条件不佳，大中城市条件好，但资源紧张，就以我所在的北京为例，稍微好一点的医院，都充满着来自全国各地的求医者，甚至滋生了一个“号贩子”的行业，很多人的治病经历都能让人潸然泪下。

“治未病”就是我们今天耳熟能详的养生，形势也是严峻的。但凡有条件的人都在养生，怎么说形势严峻呢？我所接触的人，十有六七都违背了养生的真谛，在他们看来，养生就是补，因此很多人一边养生一边治病，治养生养出来的病！

怎样的养生才算真正的治未病呢？可能有无数的答案，我认为**千百种答案都不及四个字——知己知彼。己者，自己的身体也；彼者，你采用的方法也。**而很大一部分人是在不知自己身体特性的情况下，“套用”别人的方法，这样的养生，能把你带往何方呢？

怎么样才能“知己”？这是我在临床中面对患者的渴求而不得不回答的问题。他们来求养生之方，甚至要我开这种药那种药，进行补益，我就要对他们说，你想吃的药是好药，但不适合你，得跟他们耐心解释，有时候还得注意技巧。很多年以来，我要反复地给我的患者做“思想工作”。我以前不太注意这方面的案例，但经历多了，想不注意都难，于是我就更多地思考这个问题，就像开篇时说的那样，以患者为师，他们在养生方面误区很多，错误很多，我就得帮他们走出误区，纠正错误。

多年来我对患者养生的研究积累了很多的心得，把这些心得累积起来就成了这本书，那么这本书的核心价值是什么？就是教大家“知己”。知己的方法很多，怎样才能掌握住呢？那就是要把方法升级为方法论，说实在一点就是把中医辨证的逻辑教给大家。当然我不是要教大家坐堂行医，而是要教大家成为“知己”的达人，这样，你的健康就基本上能由自己掌控。

我临床诊断的逻辑是六经八纲辨证法，究其渊源，源自医圣张仲景的著作《伤寒杂病论》。采用六经八纲辨证，常常可以明确病位病性，洞悉疾病本质，故临床疗效突出，受到历代医家的尊崇。既然为历代医家所用，我们老百姓能学得会吗？能！我全书讲的都是这个，我给它起了个名字，叫作“三把钥匙”，相信你如果能够带着自己的问题去读，就会拿到这三把钥匙。

三把钥匙的具体内容要在本书正文中展开，这里只是简单地提一下，**三把钥匙是指表示病位的表里，表示病性的虚实，表示病态的寒热，可以记为表里、虚实、寒热。**

中医学特别强调人是一个整体，人体内各个脏器之间密切联系配合，每一个脏器对于人体来说都是局部，局部出现了病变势必会影响整体，这就是中医学所谓的“有诸内者必形诸外”，也就是说里面出现了改变，就一定有外在的表现。只要你有不舒服的症状，肯定是内在机体出了问题，有时候可能就连精密的医疗仪器也检查不出来，这就是人体的先知感觉。这时候你要尊重身体的感觉，通过调整症状来祛病。如果你傲慢不顾身体的感觉，更大的疾病就会找你麻烦的。

中医与中国传统哲学、文化一脉相承，讲究阴阳之道。人体是一个大的阴阳，阴阳相辅相成，如果阴阳不平衡了，人体就生病了，所以**治疗在某种意义上说就是调整阴阳，使整个人体达到平衡的最佳状态，而这三把钥匙会帮你找到平衡。**

中医学讲药食同源，这有两层含义，一层是说许多事物都有某种药效，举个最简单的例子，当你体内维生素缺乏时，可以吃药，也可以吃水果，这样的例子太多太多，我在书中也有不少食疗建议。另一层是说，几乎所有食物都像中药一样，生长在天地间，经历四季更替，接受了自然的雾露雨霜，形成了独特的寒热温凉之性。把食物的性质掌握住了，再对照你自己的体质，使两者般配才能“琴瑟和鸣”。

我们平时到饭馆吃饭，比较周到的服务员肯定要问你的忌口，一般是指菜的咸淡辛辣之类的，这里说的忌口主要是指口味的好恶。中医看病下医嘱，也包括忌口。只不过，中医里的忌口，往往是违背你的好恶的。比如说，你喜欢吃冷的食物，比如冰淇淋，但如果你用三把钥匙辨出你的体质或者某些病是忌生冷，那么你就必须和你的喜好“唱反调”。

说了这么多，我感觉意犹未尽，但前言篇幅有限，能承载的内容有限，我想把我写作这本书的背景、宗旨和愿望都对读者做一个概要性的交代，**我诚恳期望，大家买下这本书，垂览这本书，就拥有了一个救危殆、养天年的“千金方”。**

陈建国

甲辰年端午节

于武警北京市总队第三医院

目录

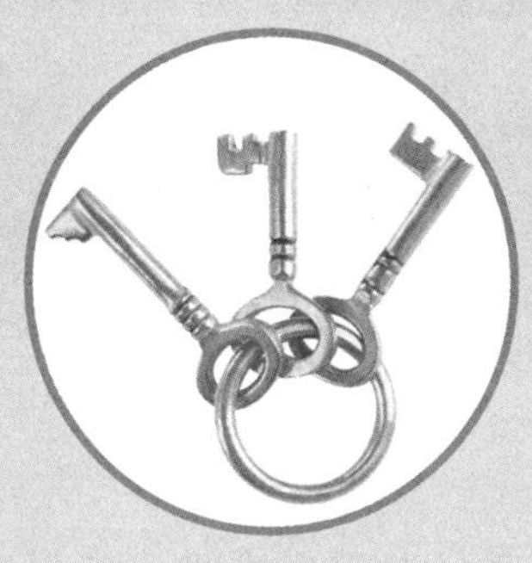

第一章
解开健康的“三把钥匙”

在中医辨证过程中，表里、虚实、寒热为实际的着眼点，而阴阳则属于统筹，所以八纲辨证在应用中就是六纲辨证，其中表里、虚实、寒热“各有所指”，表里是指病位，虚实指病性，寒热是指病态，都必须辨别清楚。

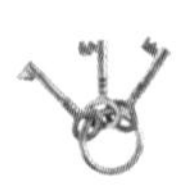

现在找中医看病的越来越多了，对中医感兴趣的人士也越来越多。中国互联网教父级人物、网易创始人丁磊，原凤凰名嘴梁冬等社会精英都高调“涉水”中医学习、研究和传播。媒体对丁磊、梁冬他们学中医解读很深，但我认为是过度了，他们学习中医纯粹属于个人兴趣，不能说明太多的问题，尤其不能以为有几个名人学习中医，就能发展成为一股潮流。

但反过来看，对于我们老百姓来说，学习一些中医知识、了解一些中医的理念，对于增进自己的健康，甚至指导人生，都是有很大帮助的。中医是璀璨、精博的中国传统文化的重要组成部分，我更认为中医是哲学，大家如果把中医中一些常用的概念术语、基础理论、基本观点来对照我们在中学、大学学习的哲学课程，就会发现中医和哲学是相通的。

当然，中医本身看起来又无比深奥、复杂，就连专业院校的中医学子，经过多年的系统学习，在进入临床之后，很多人都“找不到北”，这就是因为中医的“机关”太多。

老百姓对中医的看法比较多也比较复杂，这里不挑起这方面的争论，也不厘清各种观点，我只关心本书的读者应该如何利用中医为自己的健康服务。

中医看病多玄机　一个理字见真谛

我小时候生病，是找村子里面一个老中医看病。那时候我就特别奇怪，这个老伯，给我们摸一摸、问一问，怎么就能够写出这么一张方子呢？我父母怎么就写不出来呢？这种疑惑，现在看来非常幼稚，但可能给我埋下了一颗宝贵的种子，就是探究中医看病的奥秘的心理，这可能使我学医学得比较深。

我在大学读的是中医系，也要学习西医的课程。毕业之后分配到一个综合医院，在很多科室都待过。我初入临床的那几年，因为科室划分的关系，主要是用西医看病，后来才到了我现在供职的医院的中医科。回想起来一直很遗憾自己的中医之路有不少的坎坷，但这种经历对我临床有一个最大的好处，就是我用中医看病，但我知道从西医角度看是怎么回事，这就让我能够尽量规避西医的一些缺陷，并尽力把中医的优势发挥到极致。我的临床经历，让我可以比照地识中医，用中医，对中医治病的真谛有些独到的感悟。

关于中医的真谛，有很多学问家专门研究这个问题，如果把它放在中国传统文化的背景下，那中医的真谛就太深、太多，也会太玄，我所认识的中医真谛只有一个字——理。我认为这理包括四个重要层次。

一是医学之理。古人在疾病的诊疗实践中，对病机、病理、病因等形成了一些认识，代代相传，不断丰富、完善、修正，形成了一个基本的学理体系，一个医生，如果不掌握这个基本的体系，看病就无从下手。掌握医学之理的核心在于精。

二是现实之理。什么意思呢？从宏观方面说来，任何疾病都有时代烙印，所以中医有“时病”之说。我们的古圣先贤，无论他们多么智慧，都不可能预知几百年、上千年以后的事情，岐黄（岐伯与黄帝的合称，《黄帝内经》中有不少内容是以黄帝问、岐伯答的体裁写的，人们把岐黄作为中医的代名词）如此，华佗如此，张仲景、孙思邈、李时珍无不如此。从

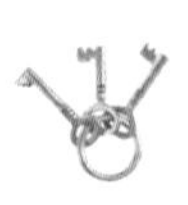

微观说来，某一个疾病都与当下的环境有关，一个好的中医，一定会把这个因素考虑进去，而不会直接搬用古人的经验。

三是患者之理。说白了就是患者的实际情况。中医看病，要看患者是为什么得了这个病，然后才能回答怎么办，而每一个个体截然不同，所以诊断的结果也是千差万别的。中医看病更强调因人而异。曾经有一个实验，在一个流感季节，组织七个感冒患者（经过了筛选，年龄、性别、职业以及感冒症状等有一定的搭配），在两三天的时间里分别找一个西医专家和一个中医名家看病，最后把方子拿来进行比对研究，最后发现西医专家开的方子基本上是一致的，而中医开的方子则完全不同。

四是综合了上述三个“理”的一个“总理”。这个“总理”存在于医生的脑子中，也构成了千千万万医生的差别。形成医生脑中“总理”的三个决定因素——医学之理、现实之理、患者之理，我认为各有偏重。**把握学理贵在“精”，如果你学的都似是而非，看病必误人不浅；把握现实之理贵在“紧”，水平高的医生必会考虑当下几乎眼界所及的环境因素；把握患者之理贵在“近”，这个“近”，不是要医生到患者家里和他一起生活，而是要通过望闻问切，最大限度地了解患者的信息**。

我们设身处地地分析一下，其实医学的发展路径是很简单的。最早的时候没有专业的医生，积累医疗经验的都是普通老百姓，大家积累了很多行之有效的方法，从而也衍生了一些对疾病的朴素认识，由于有效，就得到效仿和传播，久而久之就成了理论，理论是为了指导一种更大范围的通治的方法。

我说中医的真谛在于一个“理”字，这是我的一家之言，那这个所谓真谛和患者有什么关系呢？有关系，这四个“理”可以成为你区分一个良医、常医、庸医和伪医的标准，怎么区分呢？

良医（我不喜欢“名医”这个说法，如果一定要用这个说法，也属于良医中的卓越者）把握“理”到位但不“过”，他在给你看病的过程中（良医看病“过程感”很强）会了解得很细，甚至会问一些你觉得与看病关系不大的问题，会主动和你沟通，会把你这个病的原因、机理、特性都告诉你。会告诉你，你的这个病与眼下哪些因素有关，会告诉你一些类似的病案，会告诉你开方的逻辑，会跟你说这个方子吃下去会有什么反应，等等。注意，良医与患者的沟通是主动的，说的话都是我们能听得懂的。

常医是医生的主流，我就不进行细致的描述了。常医突出明显的特点是和患者沟通的主动性、耐心都不太理想，问你的问题比较粗，也比较常规，说话比较模棱两可，有时候会“顺”着患者的话说。

庸医也不少见，庸医，我认为应该叫“昏医”，不通医理，不识病机，但可能记得不少的名方，所以庸医有时候反而给人“名医”的感觉。古有“昏君误国”之说，我看“昏医”误人也不在话下。

至于伪医，就是蒙事的，一般存在于一些健康咨询机构中。他们也“看病”，也会煞有介事地望闻问切，伪医脾气比较大，最烦你问“为什么”，最喜欢拿“究竟你是医生还是我是医生”这样的话来噎你，伪医的使命是卖药。

上面特别细说了良医的一些表现，我们大家可以从这些方面来判断医生的德和艺，如果碰到一个良医，并且找他看病还算方便的话，那是你的福报。

六纲辨证传千古　表里寒热与虚实

大家都知道“望闻问切”，合称“四诊”，那是中医诊断的方法。当然，除了“切”这个中医“必杀技”之外，其他的“望闻问”，西医也是用的。关于四诊，古有“望而知之谓之神”“闻而知之谓之圣”“问而知之谓之工”“切而知之谓之巧”之说，这是一种抽象的概括，实际临床中，大部分是四诊并用。每个中医运用这四种手段的门道都不相同，一般都是在切脉的过程中完成望、闻、问。切脉，也叫摸脉、把脉、搭脉，这几个动词都有一个提手旁，切脉离不开手。切脉最能体现中医特点和功力，许多高明的中医是“一切统四诊，三指定乾坤”。“一切统四诊”是指切这一法统领望、闻、问，“三指定乾坤”就是艺术的说法，中医把脉用食指、中指和无名指。

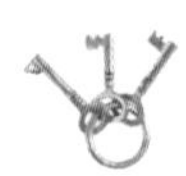

但是“四诊”只是中医看病的基础环节，这与警察破案特别像，警察破案必须首先进行现场勘查、问讯等调查取证。四诊之后，医生要对患者的病理进行分析，然后给出结论，这叫“四诊合参”，也就是我们常说的“辨证论治”，就像破案中的案情分析。

在展开这个问题之前，需要简单地讲一下“证”这个字。“证”不同于我们常说的症状，症状是指疾病的某种表现，比如头痛、发热、咳嗽、心慌、恶心等，而“证”是一组特定的临床表现（症状、体征等），并包含着病因、病变部位、病变性质、正邪双方力量对比状况等方面的综合概念。证也叫“证候”，可以通俗地理解为“证据”。**所以中医看病，看出什么“病”是不重要的，但必须看出“证”，也就是说要辨证，辨病更要辨证。**

这里要插一句，中医看病的时候，“问”主要就是问症状，症状是患者的自我感受，你自己一定要弄清楚自己的症状，尤其是一些通常症状，比如大小便的情况，吃饭睡觉的情况，出汗吐痰的情况，你一定要清楚、准确地表述，否则会影响医生诊断。

从岐黄至今，中医发展历经了两千多年，形成了多种多样的辨证论治体系。比如八纲辨证、病因辨证、气血津液辨证、脏腑辨证、卫气营血辨证、三焦辨证、六经辨证等。其中八纲辨证是各种辨证的总纲，**所谓八纲辨证，简单地说就是认为辨证论治要掌握阴、阳、表、里、虚、实、寒、热这八类证候。**

这八纲分为四组：阴阳为一组，就是阴证、阳证；表里为一组，就是表证、里证；虚实为一组，就是虚证、实证；寒热为一组，就是寒证、热证。这四组每一组的两证都是对立统一的关系。四组之间也是互相关联的，可以交叉排列，比如说：

表证可以有表实证，表虚证；

里证可以有里实证，里虚证；里寒证、里热证。

在四组证候当中，阴阳为纲中之纲。阴阳是中国哲学的精髓，更是中医学的精髓，可以说中医就是关于阴阳的学问。我们都知道“阴盛阳衰”这个词比喻女的强大男的比较弱，其实这是引申意义，男为阳女为阴嘛！“阴盛阳衰”的本意是指人体中阴阳之间的一种变化趋势。

阴阳是指对立的两极，太阳为阳（太阳的命名就来源于此），月亮为阴（月亮也叫太阴），与此对应，如白天为阳，夜晚为阴；还比如，上为阳，下为阴，等等。

我们经常讲养生之道在于平衡，平衡就是要平衡阴阳。在人体当中，头为阳，足为阴；体表为阳，内脏为阴；六腑为阳，五脏为阴；气为阳，血为阴；等等，这些我们在后面都会涉及。

在八纲当中，阴阳统领其他六纲，其中表为阳，里为阴；实为阳，虚为阴；热为阳，寒为阴。在中医辨证过程中，表里、虚实、寒热为实际的着眼点，而阴阳则属于统筹，所以八纲辨证在应用中就是六纲辨证，其中表里、虚实、寒热“各有所指”，表里是指病位，虚实是指病性，寒热是指病态，都必须辨别清楚。

三把钥匙有真义　作用就像导航仪

我们这本书的书名叫《三把钥匙说透中医》，“钥匙”这个词大家在各种广告中听得多了，你可能有点逆反心理，甚至可能怀疑是赶时髦、牵强附会。你的怀疑是对的，用怀疑的态度读书，才能读出比作者给你的还要多的东西。这一小节，我和大家聊聊书名中的三把钥匙，它是本书的立意所在。

本书说的三把钥匙就是六纲辨证中的表里、虚实、寒热。

俗话说“一把钥匙开一把锁”，我们不能用张三家的大门钥匙开李四家的卧室门，不能用王五家的自行车钥匙开赵六家的轿车，比喻的是具体问题具体分析。那么我们辨证的三把钥匙是不是开三把锁呢？不是，都是开疾病这把锁。

疾病很复杂，但有时候也很简单，有的疾病，用六纲中的一纲就可以辨清楚，就是说一把钥匙就可以打开这把锁，但有时候可能要用到两把钥匙，有时候是三把钥匙都要用。就像我们现实生活中的保险箱，普通的保险箱只是锁牢靠一些，但用一把钥匙就可以打开；比较重要的保险

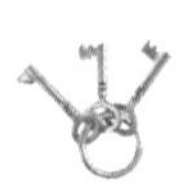

箱，除了钥匙之外，还要对上密码才能打开；而特别重要的保险箱呢？要有钥匙，要对密码，还得加一个指纹识别才能打开。六纲辨证就是这样的道理。

四诊是中医诊断的基础，辨证才是核心，怎么理解六纲辨证在诊断中的作用呢？

六纲中的表里是判断病位，我们可以理解为疾病的程度，疾病在表，疾病在里，或者在半表半里，是不同的程度。比如感冒，如果病在表，用一些解表的药就是我们常说的发汗的药就对证，但如果感冒拖延未治，就会成为半表半里证甚至里证，这时候，解表药就解决不了问题。

虚实是病性，是根据患者的症状来判断是虚证还是实证，实证虚证决定治疗方针的差异，也就是我们经常说的“泻”和“补”，实证要泻，虚证要补，但人的疾病又并不是单纯的实证和虚证，所以泻和补往往又得综合考虑，辨证的基础是不能将虚实弄反了，但医生的水平不是体现在这上面，水平的差异体现在透过假象和矛盾来判断虚实，另外当患者虚实混杂的时候，要协调好它们的关系。

寒热既指病因又指病态。疾病有寒证热证之分，前面说过，六纲是互相交错的，寒证热证又有表里之不同，有虚实之差别。此外寒热还指患者的体质特征，如果用药不考虑和对应患者体质，就可能会适得其反。

三把钥匙六纲辨证有点像导航仪。导航仪这东西挺有意思，它有点像“话痨”，但说来说去主要就一句话，这里模拟一下——“前方300米十字路口左拐，有车速监测，请慢行”，这一句话里有三层意思。

“前方300米十字路口”是地理定位，300米是一个概数，你绝对不会用里程表计数，开了300米发现没有十字路口呢，往前一望，二三十米开外有一个十字路口，你不会怀疑导航仪指的就是这个十字路口。“左拐”是方向，你要是直行或右拐，会怎么样呢？导航仪会完全失灵吗？不会，它会重新定位，七拐八拐最后还能拐到你的目的地。“有车速监测，请慢行”是行车的外部环境提醒，如果你不想被罚款，你就要听导航仪的，当然，路上有个坑，导航仪不知道，导航仪的数据相当于我们的医书，如果数据不更新，导航仪就会不认路。我们中医强调“不泥古”就是这个道理。

医生的水准主要体现在辨证上，辨证是医生的“饭碗”，那对于普通老百姓来说，掌握表里、虚实、寒热这三把钥匙有用吗？有用。

当一个人对他自己的疾病和健康真的有认识的时候，就主动。主动是我们对待健康和疾病的态度和方法，主动的人有“自知之明”，不会等到病得很厉害的时候才想到看病；主动的人在医生面前也不是纯粹的“乙方”，而要善于和医生形成良性互动。

当一个人对他自己的疾病和健康认识不够的时候，就被动。你感冒了去医院，医生让你输液，进口的抗生素，输三天，你就会想，嗯，大概医生的意见都是对的，那就输液吧。实际上，你这病可能十几块钱就可以解决问题，但你不了解自己，只能被动了。为什么会这样呢？因为现在许多临床西医医生，对于我们传统的医学精华知识知之甚少，理解不深。

当一个人对他自己的疾病和健康完全没有认识或者认识错误的时候，就只有一个结果，就是盲动。2010年出了一个“张悟本现象”，许多人用张悟本的方法，用生茄子和绿豆汤治疗糖尿病，这还算“被动”的层面，但有的人一下子就买几十斤、上百斤绿豆，吃得都胃溃疡了病也没见好，但还一个劲儿地吃生茄子，喝绿豆汤，这就是盲动。张悟本误导读者，需要声讨和制止，但我们恐怕也要反思自己为什么会如此迷信一个人。

我一直在思索，大家是不是可以用中医的理论和方法来指导自己的健康呢？如何用中医指导自己的健康呢？有几个原则我们需要明确，第一，我们用食物或者药物来指导自己的养生保健，首先要知道自己是什么情况，要从大方向上知道自己的寒热虚实，这是基本的要求。第二，我们要知道我们要吃的这些食物或者药物的寒热温凉性质，只有在以上两种都明确的基础上，才可能方向正确。第三，要掌握一个量和一个度。我们可以看到一些古方，把其中一味药的剂量稍微更改以后，甚至就给专门起了另外一个名字，可见古人对疾病和用药的把握非常有分寸。

争取主动、避免被动、克服盲动，就是我交给大家三把钥匙的目的。那么掌握三把钥匙难吗？我不能说多么容易，但也不是太难。你在阅读后面章节的时候，第一步，顺着我的思路走一遍，这是获取资讯；第二步，对我提出的观点或方法，结合你自己的情况进行质疑，也就是“反证”；第三步，运用我的观点找到适合促进你的健康的方法。如果这三步都做到

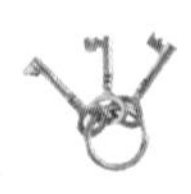

了，恭喜你，你拿到我给你的钥匙了。

识得五脏和六腑　认知疾病有帮助

前面说了中医和中医的辨证，这里马上说五脏六腑，因为这本书毕竟是说中医的，是说人的健康的，说健康，必须认识五脏六腑。

学西医必须学解剖，就是对人体的结构有基本的了解。有人认为中医没有解剖一说，但中医也是必须认识“人体”的。对于我们普通老百姓来说，要用医学的标准来了解人体，那难度是相当高的，也没有太大的必要，不过，对人体做一些基本了解，对于我们认识健康、认识疾病都有很大的帮助。

很多人都可能读过杨朔的散文《海市》，其中有这么一句：“一望那海天茫茫，空明澄碧的景色，真可以把你的五脏六腑都洗得干干净净。”散文家笔下的景致让人充满美好的想象，这句话中的“五脏六腑”一词，也是比喻人的心灵，而在中医中，五脏六腑是我们人体内部脏器的总称。

在中医中，脏和腑是不同的概念，是根据内脏器官的功能不同而加以区分的。**脏主要指胸腹腔中内部组织充实的一些器官，包括心、肝、脾、肺、肾，一共五个，所以叫作五脏，它们的功能各有不同，一个共同的功能是贮藏精气，也产生维持生命活动不可缺少的营养物质。**

腑是指胸腹腔内一些中空有腔的器官，包括小肠、胆、胃、大肠、膀胱五个和三焦一个器官，因此叫作六腑，六腑的共同功能是消化食物，吸收营养、排泄糟粕。在六腑当中，小肠、胆、胃、大肠、膀胱，都是我们经常听说的，唯有“三焦”，我们可能会比较陌生，算是一个专业名词。三焦是上焦、中焦、下焦的合称，为六腑之一，并有“孤府”之称。一般认为，三焦不是单一的形态器官，是对人体某些部位和内脏等生理病理的概括。由于三焦比较复杂，我们普通人在认识人体的时候也可以忽略。

前面说了，人体的五脏各有不同的功能，我们一起来简单地说一说。之所以要强调是简单地说一说，是因为这个话题比较博大，简短的篇幅其实是说不清楚的，但这里不可能完全展开，只能简单地说一说。

在说五脏六腑之前，需要强调一点，中医中的脏腑，与西医中解剖学中的器官、脏器并不完全是一回事。比如西医说心脏，就是我们能够看到的心脏这个东西，但是人家没有叫这个东西为“心”，人家叫“heart”，但是翻译的人看到这个“heart”和我们祖先认为的“心”有点相似，就给翻译成“心”了，其实此“心”非彼“心”啊。所以大家一定不要用西医的医学脏器名称去理解中医的“脏”，中医的五脏和西医的五脏有相通的地方，但绝对不是一回事。

先说心。中医里的心，比西医中的心脏，范围要广一些。心在中医里被称为“君主之官”，地位之高可见一斑。其功能是“主血脉”，主，就是主导的意思。心主血脉，是指心具有推动血液在脉管内运行以营养全身的功能。心脏正常搏动的动力来源于心气，平时说一个人的心气很足，这的确是健康的一个标志。中医还有一个说法，心主神明，也就是人的精神状况，我们平常说“开心”“伤心”“心神不宁”，都是神明的状况。

再说肝。肝被称为“将军之官”，为什么呢？古代的将军，脾气都比较大，而中医学认为“肝为刚脏”，肝在情志方面表现为怒，所以老发脾气的人，肝的问题可能比较多。**肝的具体职责是“主藏血”，也就是储藏血液和调节血量，所以又有“肝为血海”的说法。**

脾是本章的“主角”，后面要专门讲到，这里就不展开说。

肺：在五脏中，肺的解剖位置最高，故称“华盖”（古代帝王所乘车子的伞形遮蔽物）。肺叶娇嫩，不耐寒热，容易被病邪侵害，所以又称“娇脏”。**肺主气，包括我们的呼吸，呼吸是新陈代谢的重要途径，肺功能强大，就能保证人体所需的“清气”，并能排除人体中的“浊气”，也就是激浊扬清，在中医里叫作宣发与肃降。**肺还协助心君调节气血运行，所以又称“相傅之官”。肺在神志方面表现为忧（悲），人在极度悲伤的时候，容易上气不接下气，就是这个原因。肺还有一个重要功能就是“主行水”，很多水的问题和肺有关。

肾：我们很多人都知道中医中有一句话，叫作“肾为先天之本”，这句话一方面是说一个人从父母那里传承而来的精气神都相对集中于肾，另外一层意思大家比较忽略，是指肾是一个人生命的根本，人的生、长、壮、老、衰均与肾中精气的盛衰密切相关。**肾的主要功能有三层，一是藏**

精，二是主水，三是纳气。精是与生殖有关的；主水是主持和调节人体水液代谢的功能，所以肾有“水脏”之称；通过肾的气化作用，使清者重新吸收输布于全身各脏腑组织器官，浊者化为汗液、尿液和气排出体外。纳气功能在后面讲肾与肺的关系中再说。

五脏都与人的情志精神活动密切相关，精神活动状况又直接影响人的健康，所以五脏除了在生理机能方面决定人体的健康之外，还通过调节情志来影响人的健康，发现这样的对应关系，我认为这体现了中医的博大精深，我们掌握这种对应关系，对于把控健康也很有帮助。

心主神明。神明是一个总的说法，心的状况的两极是阳亢和心虚，阳亢则心烦意乱，心神不宁，心虚则哀声叹气，有抑郁倾向。

肝主惊、主怒。肝阳亢则易怒、易躁，谋虑不周。重则神志昏乱、性情狂暴；肝气虚则倦怠消极，委屈流泪，惊恐不安。

脾主思。脾虚多思，疑心过重，心烦抑郁，四肢酸懒，便不成形。重则精神分裂。

肺主忧。肺阴虚就容易寡欢忧愁，多愁善感；肺阳虚则咳喘无力，胆小害怕。

肾主恐。肾虚记忆力减退，神情呆钝，睡眠惊醒，恐惧胆小，我们大家有一句俗话叫作吓得屁滚尿流，这种说法是有根有据的。人在极度突然的惊恐之下，会刺激与肾相关的膀胱，出现应激性“尿流”。

大家从上面的列举可以看出，五脏对神志的左右不是完全一对一的，而是存在交叉，当人的某种情志特别明显的时候，可能是多种脏器出了问题。

五脏共存一腔间　一损俱损互牵连

我们通过上面的介绍，可以对五脏有一个基本的认识，但中医理论看待五脏，不仅要看各个脏器本身，更重要的是看他们之间的相互关系，这是相当重要的。五脏中的每一个脏器，两两都存在一定的关联，这种关联就决定了人的健康，下面，我们简单地来看一看。

心与肝

心主血，肝藏血，心血旺盛，肝血才能充盈，既可营养筋脉，又能促进人体四肢百骸的正常活动，如果心血亏虚，引起肝血不足。反过来说，如果肝藏血的功能减退，也可导致心血虚亏。

心与肺

人体脏器组织机能活动的维持，要依靠气血循环来输送养料。我们知道心主血，但血的循环则要借助于肺气的推动，积存于肺内的宗气，要灌注到心脉，才能畅达全身。

心与脾

脾主运化，心血必须借助于脾所吸收和转输的水谷精微而成，而脾运化的精微又要借助血液的运行，才能传到全身。换一个角度看，心主血，脾统血，脾的功能正常，才能统摄血液。若脾气虚弱，就会导致血不循经。

心与肾

从三焦的角度看，心在上焦，属火，肾在下焦，属水，心中之阳下降至肾，能温养肾阳；肾中之阴上升至心，则能涵养心阴。在正常情况下，心火和肾水就是互相升降、协调，保持和谐平衡，中医学称为“心肾相交”，相反，如肾阴不足或心火扰动，两者失去协调关系，中医称为“心肾不交”。在临床上的症状表现为心烦心悸、失眠多梦、怔忡、遗精等。

肝与脾

脾主运化水谷精微而生血，肝藏血。如脾虚影响血的生成，可导致肝血不足，出现头晕目眩等症状。如果肝气郁结，就会影响到脾，出现胁痛、腹胀、满闷不舒、厌食吞酸等症状。

肝与肺

肝气升发，肺气肃降，关系到人体气机的升降运行。如果肝气上逆，肺失肃降，就会出现胸闷、喘促等情况，如果肝火犯肺，又可见易怒、胸胁痛、干咳或痰中带血等症状。

肝与肾

肾藏精，肝藏血，肾精又需肝血的补充，肝血又需要依赖肾精的滋养。肾精不足，可导致肝血亏虚。反过来说，如果肝血亏虚，又可影响肾精的生成。肾阴不足，可引起肝阴不足，就会出现耳鸣、眩晕、麻木、抽搐、肌肉跳动、下肢无力等症状，所以中医常常是肝肾同治，采用滋肾养肝的方法而获得疗效。

肺与脾

中医有"宗气"（又称肺气）之说，顾名思义，宗气就是主要的、根本的气，《灵枢·五味》说："出于肺，循喉咽，故呼则出，吸则入。"宗气是由脾将水谷的精气输于肺，与肺吸入的精气相结合而成。宗气的强弱与脾的运化有关，如果因为由脾虚影响到肺时，可见饭量小、大便不成形、咳嗽等症。痰是一种常见症状，西医一般"归罪"于肺，但中医往往从脾上找原因，"肺为贮痰之器，脾为生痰之源"，这也体现脾与肺的关系。

脾与肾

脾怎样才能发挥运化作用？需要借助于肾阳，也就是肾的阳气，如果肾阳不足，可使脾阳虚弱，运化失常，有的人吃东西比别人更难消化，中医往往把脾和肾综合起来分析。反过来说，如果脾阳虚衰，也会导致肾阳不足，出现腹胀、消化不良、大便溏泄或浮肿、腹水等肾虚症状，治疗必须用健脾补肾的方法。

肺与肾

两个脏器与"水"和"气"相关。肺主肃降，使水液往下归于肾；肾主水液，经蒸化，使水中之清气上归于肺，依靠脾阳的运化，共同完成水液代谢的功能。肺、脾、肾三脏，一脏功能失调，均可引发水肿。另外，肺主呼吸，肾主纳气，两脏有协同维持人体气机出入升降的功能。

以上所描述的，是五脏之间一个简易关系“图谱”，掌握这些关系，有助于我们认识自己疾病的根源，也对我们了解中医的思维方式有很大帮助。

五脏六腑相呼应　关联密切互依存

认识脏腑的关系，可以从宏观和微观两个层面入手。

从宏观方面看，**六腑和五脏互为表里。六腑为表，五脏为里。脏可以行气于腑，协助腑的功能；而腑也能行精于脏，使脏得精气而藏之。也可以通俗地说，当病在六腑时，就比较浅、比较轻，当病在五脏时，病就相对比较深、比较重。**

从微观方面看，六腑和五脏具有相互的对应关系。我们经常用一个词——心肠，说一个人热心肠，心肠软，或者心肠狠毒、黑心肠等，这个心和肠是对应的。不过要注意，肠有小肠和大肠，这里与心对应的是小肠。我们还经常用一个词叫“肝胆相照”，这肝和胆是对应的；我们在本章开篇的时候说了脾胃这个词，脾和胃是对应的。接下来的两组对应的脏腑是：肺对应大肠，肾对应膀胱。

六腑中的三焦比较特别，既可以说三焦对应五脏，也可以说三焦不对应五脏。三焦不是一个独立的器官，而是指人体部位的划分，横膈以上为上焦，包括心、肺；横膈以下到脐为中焦，包括脾与胃；脐以下为下焦，包括肝、肾、大小肠、膀胱等。

我们说六腑中的小肠、胆、胃、大肠、膀胱与五脏存在一一对应的关系，那么，这种对应意味着什么呢？我们可以逐一展开看一看。

1. 小肠对应心

心是人体血液循环的动力，血液通过心脏的搏动而输送到全身，心血的盛衰都可以从脉搏上反映出来；小肠位于腹腔，通过胃消化后的饮食水谷进入小肠，进行进一步消化，吸收其中的营养，排除其糟粕。小肠有了

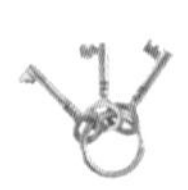

问题就会出现消化吸收功能障碍，大小便异常，如腹痛、腹泻、少尿等症状。

心与小肠互属表里，小肠属表，心属里。心之阳气下降于小肠，能够帮助小肠区别食物中的精华和糟粕。如果心火过盛，可移热于小肠，出现小便短赤、灼痛、尿血等症状，反之，小肠有热，也可引起心火亢盛，出现心中烦热、面红、口舌生疮等症状。

2. 胆对应肝

中医说的六腑中，胆比较特别，属“奇恒之腑”。所谓奇恒之腑，是指相对密闭的组织器官，却不与水谷直接接触，即似腑非腑。奇恒之腑包括脑、髓、骨、脉、胆、女子胞（子宫、卵巢），它们都还具有类似于五脏贮藏精气的作用，即似脏非脏，概括起来说，奇恒之腑似腑非腑，似脏非脏。奇恒之腑中，只有胆与五脏有对应关系。

胆与肝紧密相连，附于肝之短叶间，胆为中空的囊状器官，内藏胆汁。胆的生理功能，主要有以下两方面：一是贮藏、排泄胆汁；二是在调节情志方面主决断。

胆所贮藏的胆汁是由肝分泌来的，“借肝之余气，溢入于胆，积聚而成”，胆汁的作用，第一就是作为消化液，帮助脂肪在肠内的消化和吸收；第二是将某些代谢产物从肝脏排出。肝脏分泌的胆汁是连续的，平时，胆汁通过胆囊管进入胆囊，经过浓缩而在胆囊内储存，当人体吃了食物后，胆汁才直接从肝脏和胆囊内大量排出至十二指肠，并帮助食物的消化和吸收。

胆在调节情志方面，主决断，所以有胆大、胆小之说，比较夸张的说法有“胆大包天”“胆小如鼠”等。这里的大和小并不是指胆这个器官的容积，而是指胆气的充足或虚亏。“胆量”这个词，我理解这个“量”就是胆汁分泌的量，直接关系到胆气。胆量在心理学中是性格的组成部分，有先天和后天因素，先天的难以改变，但我们通过后天的努力，爱肝护胆，增强胆量。

肝胆互为表里，肝的疏泄功能正常，才能保证胆汁的贮存和排泄功能正常，胆汁排泄通畅，肝才能发挥其疏泄之性。肝胆发病时互相影响，所以中医通常是肝胆同治。

3. 胃对应脾

我们很多人都知道一句话叫作“肾为先天之本”，其实这只是“半句”，另外半句是“脾胃为后天之本”。古人是非常重视脾的地位的，脾在五行中属土，有“载物”“生发万物”的性质，脾胃主管饮食的消化、吸收和传输营养、水分，以供人体生命活动的各个组织器官的需要，所以“后天之本”的定位是恰如其分的。

脾与胃都是消化食物的主要脏腑，二者经脉互相联系，构成表里关系。胃主受纳，脾主运化，共同完成消化吸收和运输营养物质的任务。胃主降，水谷得以下行，便于消化，脾主升，水谷精微才能输布到全身。

4. 大肠对应肺

大肠的主要功能是吸收水分，排泄糟粕。肺与大肠构成表里关系。大肠的传导有赖于肺气的肃降，肺气肃降则大便传导如常，粪便排出通畅。若大肠积滞不通，反过来也影响肺气的肃降。

5. 膀胱对应肾

膀胱的主要功能是贮尿和排尿。膀胱的排尿功能和肾气盛衰有密切关系。肾气充足，尿液可以及时分泌于膀胱并排出体外，若肾气虚而不能固摄，就会出现小便频繁、遗尿或失禁，肾虚气化不及，则出现尿闭。膀胱湿热，又可影响肾脏而出现腰痛、尿血等。

总之，人的五脏六腑之间关联密切，使人体组成一个系统，而在中医理论中，五脏六腑和其他因素也有关联。中医就是在这样一张互相关联的网络中展开疾病的诊治。

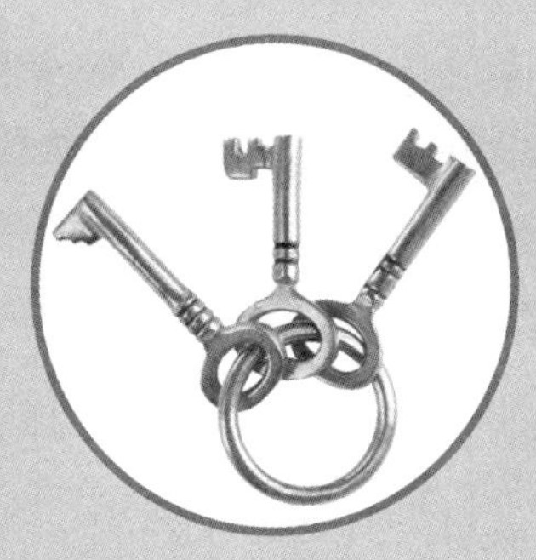

第二章 水饮病

人体需要水，但需要的是能够利用的水，如果负责运化水液的功能有些问题，就容易产生一些不正常的水，可以称其为病水、坏水，这就是我们所说的“水饮”。清者为“水”，比如汗液、小便；稀而黏者为“饮”，比如痰、鼻涕。水和饮出现某些异常，就成为水饮病。

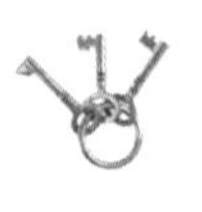

我在北京电视台《养生堂》节目里也讲了这个专题，写本书的时候又写了这么一章，是放在全书的后面，但编辑和我商量，说这一章应该放到前面来，我仔细思量，还真有道理。为什么需要特别"看重"这一章呢？

2009年秋天的时候，我的一个患者找我调理感冒，说是前前后后有一个月了，时好时坏，开始吃感冒药管用，后来就不管用了。我看着他清瘦、苍白的脸，有点感慨，一个小小的感冒就把一个三十多岁的大小伙子折腾成这样子，要是患了个大病，会怎么样啊！于是给他望闻问切，一番诊断之后，我说，你这病，感冒是假象，其实根源是水饮，也可以叫水饮病。

他听我这么一说，立马站起来了："水饮病？没道理啊！我家喝水、煮饭、烧汤都是用矿泉水呢，怎么会是什么水饮病呢？"我听了他的话，哭笑不得，原来他以为水饮病是饮水引起的病。我在《养生堂》录节目讲这个专题之前，问现场观众知不知道水饮病，基本上都是摇头。后来我专门查了近三年来比较畅销的大众健康图书，都没有讲这个话题的，所以特别认同编辑把这一章"置顶"的提议，因为这一章可以成为打开本书的一把"钥匙"。

坏水分为水和饮　一清一黏皆病根

都说人体是“血肉之躯”，而水才是血肉的化身。大家都知道在我们的人体中，有 70% 都是水（婴幼儿则 80% 是水）。我们老百姓充满智慧，形容一个人的眼睛有神说“水汪汪”，形容一个小姑娘嫩相说“水灵灵”，如果描述一个人“干瘪”“干瘦”，我们立刻可以想到这个人不健康甚至是一副“衰相”。

人离不开水，这是常识，大家知道“绝食”，绝食到一定的时间会威胁到生命，绝食的人为了达到抗议的目的而不至于送命，在不进食的同时，一定要喝水，否则就不是绝食而是绝命。据有关研究，人能断水的极限是 5 天。

人的吃喝，也就是“摄入”都必须有水的，喝水就不用说，吃饭、吃菜、吃水果，也都有水。我们吃干粮，比如饼干、干吃方便面、压缩食品，如果不喝水的话，会有比较严重的后果。

在中医看来，体内水是否正常是疾病的重要“指征”，所以在中医里有“饮证”，饮证不是一个具体的病名或症状，而是一个总称，是指与水饮有关的所有疾病。

我在本章开篇说了很多人不识“水饮”，水饮是指脏腑病理变化过程中的渗出液，这个水饮，应该说是我们人体内一种不正常的水。**我们人体要保持生命的活动，需要水，需要的是能够利用的水，但是由于各种原因，特别是负责运化水液的功能有些问题，就容易产生一些不正常的水，我们也可以称其为病水、坏水，这些水就是我们所说的水饮。**

水饮在不同的位置会有不同的表现，也就是症状不同。水饮到了表，我们可能就会感到身体沉重、水肿；以里面为主，可能就是表现为爱拉肚子；胃里有了水饮，可能就会表现为心悸，胃里面咣当咣当的；水饮往上走，可能会出现头晕、气短等；里面水多，我们可能也表现为头晕高血压；水饮停于四肢关节，我们可能就会表现为关节疼痛难愈；水饮和热结

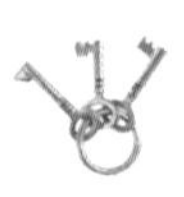

合，就是我们平时说的湿热、痰热；水饮和寒结合，就是我们平时所说的寒饮、寒湿。

在中医里，“水饮”是一个并列关系的复合词，稀而清者为“水”，比如汗液、小便等；稀而黏者为“饮”，比如痰、鼻涕等。水和饮出现某些异常了，就成为“饮证”，也叫水饮病。我们在这里说的水饮，指的就是所有不正常的水，包括了平时所说的痰、湿、水、饮等。

痰和鼻涕是重要信号，其实健康的人也会有痰或鼻涕，但痰和鼻涕到了一定程度就是病，往往是由于体内有水饮，所以这些人在感冒时才更多地容易表现为鼻塞、流清涕等。

上面说到的汗液、小便、痰和鼻涕，都是人的排泄物，人只有排泄正常，才能健康，如果排泄出现问题，该排泄出来的留在体内了，就是水饮，就必有病。

脏腑皆可有水饮　脾胃水饮最严重

中医学认为，人的很多疾病都和水饮有关，所以有“饮证为百证之宗”之说，那么这个说法夸大其词吗？在回答这个问题之前需要强调一下，这个说法的意义在于强调饮证的重要性，而不是说所有的疾病都是饮证。我们许多人都知道“十人九胃病”这句话，这可是历史上的一位医学大家说的，他叫李东垣，写了一本传世的医学名著——《脾胃论》，说的意思是大多数人都有脾胃的问题。根据我临床体会，脾胃问题更多的是虚寒，虚寒的脾胃一般会兼夹水饮，因为脾胃就是运化水液的，功能不好就会出现病水、坏水。另外，还有一句话“百病皆由痰作祟”，这个痰就是我们说的水饮的一种。那么我们看看“饮证为百证之宗”的说法是不是顺理成章呢？实际上，临床体会，确实所言不虚。

我给大家开列一份不完全“清单”：

前面说到的水肿（包括腿肿、眼皮肿）、肝腹水是饮证，有的人早上起来后眼袋有些肿，还有的人比同龄人更早出现大眼袋，这都是有水饮问题。

前面提到的小便异常——这个问题后面要专门说，我们非常熟悉的便秘，还有我们几乎每个人都经历过的腹泻是饮证，道理和便秘是一样的。

肥胖是我们很多人的困扰，按照三把钥匙辨证，肥胖可以分为实胖和虚胖，这个虚胖也有许多是有水饮的问题。

女性常见的妇科炎症，许多就是表现为分泌物比较多，经常用药但是不容易好，并且还容易复发，这个有许多也是水饮的关系。

还有我们常见的湿疹，表现就是皮肤又痒又出水，这个也是有水饮的问题。

有的人经常出现困乏、疲倦，白天犯困，晚上还睡不着，吃饭一般，经常出现头晕眼花，我们一般看中医说是脾虚了，也可能被说是气血亏虚，但这些也是水饮造成的。

而有很多疾病或症状不一定是典型的饮证，但和水饮有关，而这个有关，有的比较明显，有的却恰恰不符合我们常人的思维，比如：

感冒有水饮的问题；

高血压有水饮的问题；

失眠有水饮的问题；

腰腿痛有水饮的问题；

脾胃病有水饮的问题；

头晕有水饮的问题。

还有很多。在中医理论中，水饮和人体的方方面面都有直接或间接联系，水饮和血有关系，水饮和我们平时所说的气有关系，水饮和脾胃、肾都有关系，我们前面说到的六纲，表里虚实寒热，都可能有水饮的问题。

我有一个患者，情况比较严重了，多年来就是经常出现水肿，两条腿肿，脚也肿，肿得比较厉害的时候，平时穿的鞋都不能穿了。还有一个症状，她如果出门，要带整整一包的面巾纸，如果稍微受点凉，比如吹空调，或者遇到微风吹拂，那么一天时间这包纸就都要用来擦鼻涕。出去走路，越走身体越沉，就这么严重。她这个病还有一些其他的症状表现，持续了十多年了，中药也吃过不少。她就是以水饮为主要的表现，由于持续的时间长，除了水饮还有寒热，有表里，有虚实。经过一段时间的调治以后，后期我就是主要用的祛水饮为主的方法，以前那些严重的症状表现都消除了。她这个情况之所以持续多年，主要就是因为有水饮。

水饮让你不舒服　护好脾胃是要务

舒服或者不舒服，是一种感觉，不舒服和疾病之间关系比较密切，但有的疾病比较隐蔽，比如很多癌症，在早期并不让你有不舒服的感觉，一旦你明显感到不舒服，一检查，就是中晚期了。当然很多疾病会让你觉得不舒服，许多的不舒服都和水饮有关。

水和血的关系很密切，血的主要成分就是水，血中有了一定数量的“坏水”，那么正常的血就会少一些，我们叫血虚水盛，有的表现是气血虚，但是其根源是水饮造成的。我们一身都是有气血的，这些都和水液有关系，所以水饮可以造成各种症状。血虚了，也就容易瘀滞，瘀滞则运行不畅，我们说的气滞血瘀，很多的根源也是水饮问题。气滞血瘀了，如果加上痰凝，我们中医认为这就是肿瘤形成的基础，即气滞、血瘀、痰凝。

痰就是不正常的水，是水饮的一种。“百病皆由痰作祟”说的是许多疾病都是和痰有关系。这个痰不单单指的是我们咳嗽而见的痰，还包括我们看不到的在身体内部的无形的痰，是指机体内的体液在致病因素的影响下，失去了正常的运行途径和规律，逐步停滞凝结而形成的一种黏稠的、有害的液体。这种液体留伏在人体内，会使人体产生多种病变，如高血压、中风、肿瘤等。

我们的脾胃是运化水液的，脾胃问题有很大一部分就与水饮有关，保护好我们的脾胃，就可以从根源上减少水饮问题。但是我们很多人平时不太注意保护脾胃。脾胃和食物的温度关系比较微妙，这种微妙的关系在夏天表现得比较充分。一般来说有这么三种情况。

第一是“喜凉”，我们大多数人都如此，吃点凉的东西觉得舒服，冰淇淋、冰咖啡、冰啤酒、冰西瓜，等等。我们的脾胃对食物的温度有一定的宽容度，但是吃多了凉的还是可能伤着脾胃。

第二种情况是“贪凉”，贪比喜的程度要严重，有的人恨不能一天到晚都吃凉的，有的是喜欢凉到透心的感觉。有一次我和一个朋友去饭馆吃饭，他叫了两瓶冰啤酒，服务员就给他上了，瓶子上有好多水珠，他拿到手上，说不够凉，服务员就问他要多凉，他说，你拿到手上觉得拿不住了就叫够凉。我听了都吓一跳，我说给你把把脉吧，一切脉，果真有实热的问题。

第三情况比较反常一点，就是“怕凉”，大热天喝水、喝汤、喝粥，别说凉的了，温的都不行，要喝烫的。我有一个患者，她夏天吃苹果都要放在开水里烫一烫，这与我那朋友相反，是虚寒。

为什么吃凉的会伤脾胃呢？脾胃行使运化职能需要阳气，脾胃喜暖恶寒的，夏天我们吃点凉的东西，是有舒服的感觉，但脾胃受伤了，有的人吃喝凉的猛了，胃就会疼，有的喝了很多冰镇饮料再吃饭，就会打嗝或者有膨胀感，这就是胃在抗议。至于脾受伤，你可能感觉不到，脾的性格比较含蓄，不像胃那样直性子，但脾受凉就会怠工，不好好给你运化，把你吃进去的东西更多变成垃圾排泄掉了。总的来说，脾胃问题主要表现就是水饮，因为水最多啊，其他可能也有问题，但是一般没有水的问题表现得多。所以说，脾胃的问题，是造成水饮的根源所在。

水饮是否找你茬　八大征兆逐一查

前面我说了大多数不舒服都可能有水饮问题，但这么说毕竟太笼统、不够确切，我们可以通过几个最常见的水饮的表现来自己判断是否有水饮的问题。

一是水肿。这是典型的水饮病，不管是腿肿还是眼皮肿，都有水饮的问题。

二是心慌、气短、爱头晕。这是里面有水饮的典型表现。“凡食少饮多，水停心下。甚者则悸，微者短气。”《金匮要略》上有记载，胃里面有停滞的水饮，就容易出现心慌、气短、头晕。有的人爱晕车，很多也是因

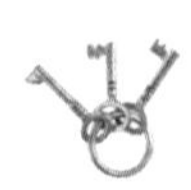

为有水饮。

三是手心、脚心爱出汗，阴部也爱潮湿，脚气瘙痒出水，身上皮肤瘙痒出水。这里面也有水饮的问题。

四是身上沉，疲乏无力，爱感冒，感冒经常出现鼻塞、流鼻涕。这也是体内有水饮的关系。

五是爱拉肚子。这是里虚寒的重要表现之一，也就是我们说的脾胃虚寒。脾胃虚寒了，运化水液的功能就不好，容易产生水饮。

六是关节疼。特别是那种常年不好的，阴雨天加重的，更多的和水饮有关系。

七是高血压。高血压一般是有水饮的问题，特别是以舒张压高为主要表现的。血水血水，血离不开水，水和血关系非常密切。

八是久治不愈的妇科的炎症。不管是夹杂寒还是夹杂热，都有水饮的问题。

其实这个单子还可以拉得很长，我们就不一一详列，掌握了原则，明白了道理，我们自己都可以判断的。

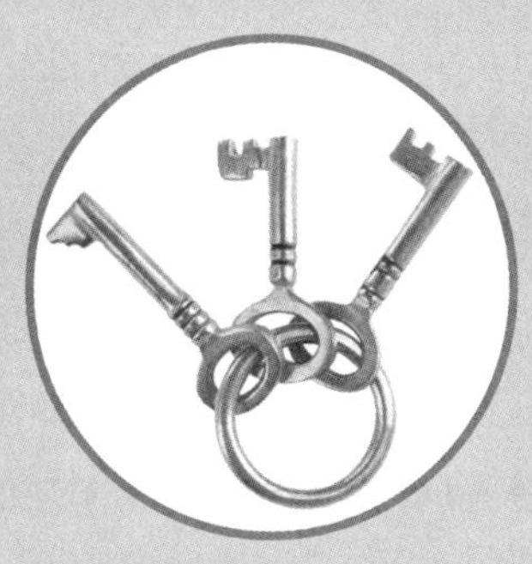

第三章

感　冒

中医的感冒是一个总称呼，感冒其实在古代是个动词，中医讲正气、邪气，感冒就是感触、冒犯外邪引发的一系列症状。邪气就是风、寒、暑、湿、燥、火等六气过或不及，也称为“六淫”。感冒就是感触、冒犯“六淫”。

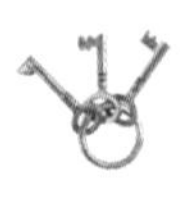

你知道目前我们人类有多少种疾病吗？如果你没有进行过专门的研究或查询，可能是不知道的，那我告诉你，目前我们人类疾病的种类大约有7000多种。人的一生，如果患上了这么多疾病的1%，就可以说是疾病缠身了。但在这么多疾病中，却有一种病，几乎是人人"占份"，我不要你猜，你也会得出答案，那就是感冒，感冒是目前世界上发病率最高、发病范围最广、医学也最为无奈的一种疾病。

感冒可能还有很多"世界之最"，很多人都可以根据自己的经验和认识列举一些，在我上面说的四个"最"之中，前两个可能大家比较容易接受，在我们身边，从来没有感冒过的人少之又少，而后两个"最"，很多人可能都觉得难以理解，感冒，是多么小的病啊！如果你或者你的家人或者你身边的朋友，有人这么看的话，那你就很有必要和他们一起来重新认识感冒了。

疾病家族老大难　人均每天一块钱

我想首先从“疾病家族”的角度、从宏观的方面来数落数落感冒。

全世界每天约有5000万人感冒，可以换个角度算，5000万乘以365，也就是说，每年患感冒的有180多亿人次。医学统计表明，人均每年感冒次数的范围是2～5次，其中儿童的感冒次数要超过这个值，达到每年6次以上。这是平均值，有的人少于这个值，那是好事，反过来说，就有很多人超过这个数字，有的人一年感冒十几次甚至几十次，该多么痛苦啊！尤其是儿童，反复感冒的情况越来越普遍，我在诊室里碰到过很多患者，他们的家长——尤其是母亲都被孩子的感冒拖出病了。

可能很多读者都认识OTC这几个字母，OTC是我们老百姓应该知道的一个医疗术语，指非处方药物（Over The Counter），简单地讲就是可以在药店随便买到的药物。这里要说的是一组关于OTC的数据。

我国的OTC药品的主要类别包括感冒药、肠胃病药、止疼类药、维生素类药、皮肤病类药，各自所占OTC市场的比重分别是34%、12%、13.7%、10.9%、4.6%。这一组简单的数据，不同的人会有不同的解读，一个显而易见的事实是，感冒类非处方药的比重超过三分之一。还有两点需要说明，一是有许多感冒，需要止痛类药物；二是我们很多人都知道感冒可能与维生素缺乏有关，有的患者感冒了也会吃补充维生素的药物，这样算下来，感冒药的比重就超过了34%。这并不包括在医院治疗感冒会用到抗生素等处方药的情况。

感冒会让你有多大的花费呢？这些年我一直关注这个问题，虽然没有进行系统的研究，但有很深的感触。

我们经常能听到一些对当下医疗体系表示不满的言论，最常见的“口头禅”就是“医院太黑，一个感冒就是几百块”，这是信口一说吗？不是，花两三百块钱治疗感冒的情况经常有，稍微不注意就可能超过1000元。我有一个朋友的孩子，因为发烧，家长就把他送到一家三甲医院看急

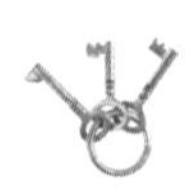

诊，用了 300 多块钱的药，医生说要输液，家长考虑方便，就到家附近一个社区医院治疗，输了三天液，花费 900 多元，两个医院的总花费就 1200 多块。

我也希望上述的例子是个案，但实际上不是。有一项调查，人们对治疗感冒的支出，比较容易接受的空间是 30 ～ 50 元，这样看来，医院治疗感冒的费用一般都远远超过人们心理上能接受的范围。这就让普通老百姓对感冒很恐惧，恐惧的结果是什么？理想的结果当然是因为害怕感冒治疗昂贵而积极预防，减少感冒发生。可惜，这样的结果简直是理想主义，**更为可能的结果是因为恐惧费用昂贵，该到医院的时候不去，贻误病情。很多因感冒引起的并发症，都是因为感冒治疗不及时造成的。**

有一个调查表明，我国治疗感冒的费用在每人次 100 元左右，就是说，我国每年被感冒“吃掉”将近 50 亿元，人均 350 元左右。看到这里，你也不妨盘算一下，你和你的家人，每年因为感冒花掉多少钱，如果远远少于这个数目，那当然可喜；如果接近或者超过这个数，你就要严肃对待感冒了。即使你是公费医疗或者有医疗保险，钱不是问题，但因为感冒过度消费，那也是你健康的 盏红灯。

说感冒是疾病家族的“老大”，不是学术结论，暂时还是我的一个比喻，大家可以不同意，但我还是希望，本书的读者能够理解我这么说的出发点，只有认识感冒的“地位”，才能真正正视感冒，否则你永远都会被感冒牵着鼻子走。

感冒堪称不治症　用药不要老追新

说到“不治之症”，大家很快就会联想到某种威胁患者生命的不可治疗的疾病，我在这里说感冒是不治之症，却有两层的含义，我很想用“不治之症”这么一个词来表达我对感冒的一些理解。

很多人都有过感冒了但没有任何治疗就好了的经历，感冒的确有不治而愈的特性，这是我说的不治之症的第一层含义。但是，感冒不治而愈，并不意味着我们就可以拿感冒不当病。**感冒了，我们或许可以不吃药、不打针，但绝不可以不采取任何措施**。我经常把感冒看作是一个“捣蛋鬼”，你要是拿它不当一回事，它就越发起劲给你添乱，你要是处置得当，它就乖了，就服帖了。所谓处置，除了吃药之外，还有很多的方法，我后面会说到，或许我们现代人都不看好这些土办法，但我个人还是觉得对感冒的治疗还是保守一些为好，土办法是可以多用的。

说感冒是不治之症，也可以回到它的本意中的第二层，也就是说从世界范围来看，还没有很好的办法对付感冒，或者说还没有能够完全防止和治疗感冒的药物和手段。这不是我说的。我曾经看到过《青岛晚报》，说英国有一项历时十年、花费500多万英镑的研究指出：“英国研究普通类型感冒的专家日前得出了被英报称之为十分重要的结论：感冒无良药可治。”呵呵，英国人很幽默呀！

的确，从西医的角度说，我们平时所说的感冒更多的是一种病毒引起的上呼吸道疾病，而病毒是“聪明”的，有很强“抗击杀毒”的能力，人类在不断研制各种杀病毒的感冒药，而病毒就会不断出现新的变种来对付药物，就这样循环往复，药的品种越来越多，但依然没有能够完全拿下感冒的药物，这可能也是用西药治疗感冒的一个弊端。

可能是由于职业的关系，我特别留意电视上OTC药品的广告，很多广告，动画特效做得特别好，就好像吃了这种药，病毒就会土崩瓦解，症状就能一扫而光，患者就可以高枕无忧。实际上，这都是误导，有很多新药的广告都声称“有特效”。我想特别提醒大家一句，这些声称的“特效”实际上也只能是相对而言的，大家不要太迷信广告。对于OTC类感冒药，我倒是有一个经验之谈，除了对症选药之外，一定不要“追新”，一些老掉牙的感冒药有时候比新药对你更有用。

用“不治之症”这个比较极端的词语来概括感冒，反而能让我们用“平常心”来看待感冒。我再强调一下我的经验和认识：一是尽量利用感冒的自愈特性，避免过度治疗，这样能够增强你和感冒之间的“和平共处”；二是不要指望“一药定乾坤”，那样的药世界上目前还没有，用药方面不要过于求新，不要太听信新药广告的标榜。

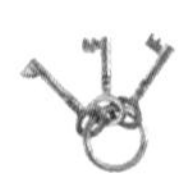

感冒是个大坏蛋　并发疾病一大串

我说感冒是个捣蛋鬼，是从它的特性来说的，**我也说感冒是个“大坏蛋”，包括两层意思，一是感冒的症状给人带来很多困扰和尴尬，二是感冒会给人带来一些并发症，而且这一点往往被人们忽视。**

大家可能都知道感冒的一些常见的症状，包括头痛、发烧、身子疼痛、乏力、打喷嚏、鼻塞、咳嗽、嗓子疼或者发痒等，这些症状除了让人不舒服，还有很多尴尬。

打喷嚏是感冒最常见的症状，也是最烦恼的症状，尤其在公共场所。喷嚏发作的时间很短，半秒钟都不到，在一个人多的场所打喷嚏，你是很难控制的，你的喷嚏一出来，别人就会做出不同的反应，让你很难堪。当然有时候你的喷嚏会打到别人身上或脸上，你控制不了，更不是故意的，但往往“后果很严重”，我见过一次因为打喷嚏引发拳脚的事情。

说到喷嚏，我想说一下刻意控制喷嚏可能会引发不良后果。喷嚏这玩意儿是发作很快，但再快也快不过人的意识，**很多人在一些特殊的场合，为了不损害风度，当喷嚏开始的时候就刻意控制，从理论上讲，控制在大部分情况下是可行的，但有很大的风险，可能会导致气流阻滞造成气管受伤。所以，不是万不得已，最好不要控制喷嚏。**

流鼻涕、咳嗽的尴尬和喷嚏差不多，不过咳嗽相对比较容易控制一点，但控制咳嗽的后果比喷嚏多一些，所以也很麻烦。

发烧的情况比较复杂一些。中医新的名词规范已经不再叫发烧而叫发热，这种规范的变更意义并不大，我们老百姓还是习惯说发烧。如果你感冒了想跟上司请个假，上司问你怎么了，你说发热，你的上司可能觉得很奇怪。西医学认为，按照发烧的程度分低热、中度发热、高热和超高热。发烧除了引起头痛、头晕之外，也会使人的食欲降低，有时候会使你脾气变大。

我们都知道感冒了要好好休息，但有的人做不到，不仅做不到，而且还做一些有风险的事情，比如开车。我有一个朋友，在公司当高管，平时在我这里看病，有一次他患重感冒，因为要出差，就急忙赶到我这里。我一看他的样子，就知道他肯定发烧，一量，39.6℃，我问他怎么来的，他若无其事地说："还能怎么来的，开车来的呗！" 我很严肃地跟他说，重感冒开车是很危险的，发烧、头痛都会使人的反应迟钝，而且注意力难以集中，重感冒的情况下，容易打喷嚏，也会增加危险性。我跟他说，重感冒开车，和自杀没有什么两样。他听了，眼睛睁老大，将信将疑的样子，不过他不固执，打电话叫一个朋友打的过来把车开回去。我不是说重感冒开车就一定要出事，但危险性增大是肯定的，别说重感冒了，轻度感冒，只要有上述症状，都不应该开车。当然还有很多比较危险性的工作，比如高空作业等，最好都要避免在感冒发烧时操作。

感冒症状给人带来尴尬和困扰并不算感冒最大的罪，**我说感冒是个"大坏蛋"，更重要的是因为感冒可能会悄无声息地带来一些并发症，常见的并发症包括咽炎、鼻炎、鼻窦炎、中耳炎、支气管炎、哮喘、肺炎等。**

咽喉炎本身就是比较常见的呼吸道疾病，很多人感冒时，就带起咽炎，有的人是因为感冒而使咽炎加重。需要特别指出的是，对于小儿来说，如果感冒并发急性咽炎，严重的会有生命危险，要特别注意。

支气管炎和感冒并发的情况很普遍，当感冒几天后，持续发烧，且有脓痰咳出，有的可能还带一点血丝，就是支气管炎。

现在的鼻窦炎是一种常见病，感冒并发鼻窦炎时的初期症状和感冒的症状差别不大，但感冒持续 7 ～ 10 天之后，如果鼻塞、鼻涕增多和头部沉重等局部症状未见减轻，可能就是鼻窦炎发作。

有些感冒患者持续一段时间后，出现耳痛、耳鸣，听力下降，有阻塞感、闷胀感，不排除中耳炎的可能。

感冒后高烧不退，还伴有呼吸困难、咳嗽、咳痰、胸闷、胸痛，且有口唇发紫症状，则应该警惕是肺炎，因为感冒引发肺炎的数量很多，其中少儿感冒引发肺炎的比例相对较高。

以上是较为常见的感冒并发症，但感冒引起其他并发症，比如心肌炎、肾炎等也是有的。尤其是老年人、少儿、孕妇等特殊人群，对感冒的

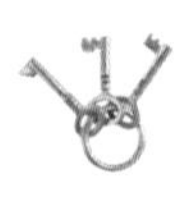

并发症更要加以警惕。

中医西医疗感冒　融合治疗效果好

中西医的许多病名都不同，感冒算是一个例外。

中医的感冒是一个总称呼，感冒其实在古代是个动词，中医讲正气、邪气，感冒就是感触、冒犯外邪，引发的一系列症状。感冒是因外邪侵袭人体所引起的以头痛、鼻塞、鼻涕、喷嚏、恶风寒、发热、脉浮等为主要临床表现的病症。

西医中的感冒指的是由呼吸道病毒引起的呼吸道疾病，其中以冠状病毒和鼻病毒为主要致病病毒。西医学认为当人体受凉、淋雨、过度疲劳等诱发因素，使全身或呼吸道局部防御功能降低时，则原已存在于呼吸道的或从外界侵入的病毒、细菌可迅速繁殖，引起本病，以鼻咽部炎症为主要表现，引起普通感冒的主要为鼻病毒。

西医把感冒分为普通感冒和流行性感冒两类，其症状对比也比较鲜明，如下表所示。

	普通感冒	流行性感冒
体温	少见发烧	体温 38.8℃ 持续 3 ～ 4 天
头痛	少见	明显
全身疼痛	轻微	常见且严重
全身极度乏力	一般不出现	出现早且明显
鼻塞	常见	有时
流鼻涕	常见	有时
咽痛	常见	有时
咳嗽	普遍甚至严重	轻微或中度干咳

上面这个表的意思是，普通感冒的常见症状是鼻塞、流鼻涕以及咽喉

症状，而流感主要症状是发烧、头部以及全身疼痛、乏力。

由于西医认为感冒是病毒引起，治疗的主要思路就是“杀毒”，纯西药治疗感冒也就是以抗病毒、抗生素类药物为主，如果感冒引起发烧、头痛，就会用一些退烧、镇痛类的药物。西医治疗感冒相对比较简单，并且到目前为止还没有一个特效的对抗各种病毒的药。

中医看待感冒就复杂得多，但中医对感冒的理解还是非常有趣的。**中医学认为，自然界中存在“六气”，就是风、寒、暑、湿、燥、火。六气的不断运动变化，决定了一年四季气候的不同，**即春风、夏暑（火）、长夏湿、秋燥、冬寒。人的机体通过自身的调节，对六气有一定的适应能力，一般不会使人体发病。**当气候变化异常，超过了一定限度，就存在太过或不及的问题，六气的太过或不及，就称为“六淫”，也称为六邪。当人通过外部器官感受到六淫的时候生的病统称为外感疾病，感冒就是其中的一种。**

中西医认识的感冒的病因、病机差别很大，但症状的列举差别不大，而且都认为感冒的严重程度与人体抵抗力有直接关系，这一点是相通的，也就是人可以通过其他手段在一定程度上减少感冒或者降低感冒的危害。

中医看病讲究因时而异、因地而异、因人而异，也就是说，除了自然界的变化包括气候、地域等外部因素之外，人的机体状况不同，也会采取不同的治疗手段。比如感冒，中医就很少当作纯粹的感冒来治，同样一个医生，治疗不同的患者，用药肯定是不同的。

中西医在感冒治疗思路方面一个明显差异，就是对待并发症的思路不同，**西医治疗感冒，如果患者主诉不明确，医生比较难以发现并发症，而中医通过望闻问切，相对比较容易找到与感冒有关联的疾病，并根据轻重缓急对证下药。**当然这里说的只是中西医在整体上的区别，落实在某一个患者、某一次诊疗上，就要看医生的思路了，不能中医西医一概而论。

中西医的治疗体系不同，但在感冒这种病上，中西医的融合是最多的，西医治疗感冒，虽然不会开汤剂（中草药），但也可能开中成药，或者中药、中药制剂。

对于感冒患者来说，在不能根据经验在药店买处方药的情况下，是找西医还是找中医，可能与患者的习惯有关，另外与一个思维惯性有关，那

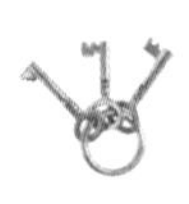

就是认为西药见效快，中药见效慢，这实际上是一个错误的认识。下面要专门讲这个问题。

半剂药搞定发烧　慢郎中也可高效

中医开方，根据不同的病，一般一张处方多是5剂药或7剂药，也就是说吃一个星期左右，根据疗效调整方子。但是中医治疗感冒，如果是开汤剂，一般都是开3剂药，吃3天，这和西医开药、输液的周期是一样的。西药或者中成药有一两次药就解决感冒的情况，用中药同样也会有。我经常会开一剂药、半剂药就退烧的方子。

2009年的一天上午，其他科室邀请我去会诊，这是一个住院的骨科患者，当时是因为身上长了几个红疙瘩，说让我看看，给开点中药。我就去了，一号脉，摸着胳膊上都是汗，我就问，怎么这么多汗啊？这个患者说，我还发烧呢，烧了一个月了，请内科会诊后退烧了，但退了烧当天就又烧起来了，好多次了，体温经常超过39℃。我说这几个红疙瘩是小问题，烧了一个月了，我先给用中药退烧吧，当时就开了一剂药。这个患者就纳闷，怎么就开一剂药啊？太少吧，我说这个可能一剂药就好，也可能一剂药以后就要换药，只开一剂，并且是先吃半剂，半剂好了就不用吃了。什么叫半剂药呢？中药的煎法是煎两次，也就是常说的头煎、二煎，两次的药汁浓度不一样，所以把两煎的药汁混在一起，分两次服下，所谓只喝半剂药，就是喝混在一起的药汁的一半。这个患者上午就喝药了，下午我就去看一下效果。走到病房，患者本人和一个病房的人都问，这是啥药啊？吃了半剂就退烧了，后面的半剂还吃吗？一剂药也就十来块钱，后面半剂还吃吗？我看了一下，说不用吃了，后面的半剂丢掉，不要为了巩固接着吃。这个患者那段时间就再也没有发烧。发烧一个月，半剂药退烧，说我们中医是慢郎中，我自己都不信。第二天，我去看那个患者，病房的医生说，还有一个发烧了5天的，你用中药效果这么快，也给看看吧！我看了一下，两个人情况不同，但同样只开了一剂药，也同样是吃了半剂药就退烧。我不能说我能做到每个患者都是半剂药退烧，但我的患者都和我一样可以相信，并不是中药就一定慢。

三把钥匙解感冒　分清寒热最为高

前面说到我半剂药给患者退烧，不是说我多么能耐，如果说有什么能耐，就是前面说到的“三把钥匙”。治疗感冒以及相关的外感疾病，包括感冒的并发症，只要对了证，也就是说，只要你用对了钥匙，感冒这把锁肯定就能打开，能见效，而且见效不会太慢。

这里我根据自己的认识，结合我自己以及我的老师冯世纶教授的临床经验，说说我们中医是怎样用三把钥匙解决感冒的。

我们用三把钥匙来解读和解决感冒，首先要树立几个认识：第一，这三把钥匙并不是我的发明，而是远溯到近两千年前的汉代，就是这样来看病的，并且也记述了效果非常好。第二，我们认识感冒要知道，无论我们人体遇到什么外邪，人体都会有相应的反应，就是平时所说的症状，这些症状就是我们判断的依据，也是我们判断表里、寒热、虚实的依据。第三，这三把钥匙不但可以解读感冒，还可以解决所有影响我们健康的疾病，应该说是大道至简。

前面说了，三把钥匙是寒热、虚实、表里，这三把钥匙是疾病要素中的三组对应关系，寒热和虚实是就疾病的特性以及这个疾病与患者之间的关系而言的，表里是就疾病的部位而言，用这三把钥匙对付感冒没有问题的。比如像前面提到的发烧一个月的患者，就是有表的问题，有里的问题，也有半表半里的问题，我们同时用三把钥匙分别解决三个方面的问题，就一下子打开了这把冻坏锁，当时用的是桂枝汤加小柴胡汤加白虎加人参汤，验证了三把钥匙的实用性。

当前中医治疗感冒一般按风热和风寒来分，我们还是有必要了解的（见下表）。

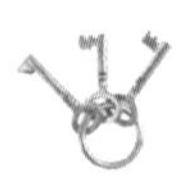

	风寒感冒	风热感冒
成因	伤风夹寒	伤风夹热
恶寒	重	轻
发烧	轻度	重度
汗	无	有
鼻涕	清	浊
口渴	否	是
舌苔	薄白	薄黄
脉象	浮或浮紧	脉浮数

现在一般中医认为感冒都是伤风，但分为寒热两证。上面这个表中，恶寒是中医术语，指怕冷。这么多的指标，除了脉象只有医生才能判断之外，其他各项，患者自己都能判断。如果你感冒了，能分清寒热性质，但又不想找中医看，或者不想吃汤剂，这里给你推荐一些非处方药或食疗手段。适合风寒感冒患者吃的西药和中成药包括正柴胡饮、三九感冒灵冲剂、藿香正气液等。

上面一小节说了感冒分为寒热两证，其中风寒感冒更为普遍。如果你不是感冒的“老客户”，我建议先用食疗。都说食药同源，对于许多病来说食疗的效果都是比较慢的，但食疗对付感冒，有时候效果还是挺快的。如果食疗不起效再吃药，那不算拖延。

风寒风热荐两方　神仙粥外薄荷香

我国民间广为流传的“神仙粥”歌诀是：“一把糯米煮成汤，七根葱白七片姜，熬熟兑入半杯醋，伤风感冒保安康。”此粥专治由风寒引起的头痛、浑身酸懒、乏力、发热等症，特别是患病三天内服用，即可收到“粥到病除”的奇效。之所以叫作神仙粥，我想有两层意思，一是加入里面的葱白像神仙的胡须，另外，喝了这种粥就可以像神仙一样自在。

根据上面的歌谣，你基本上就可以操作了，步骤是，先把糯米熬成粥，快熟的时候放入葱白和生姜，煮 5 分钟，再加入米醋搅匀就可以起锅。喝神仙粥也有注意事项，一是如果患者有肚胀的感觉，糯米可以换成大米，如果连大米粥都吃不下去，就用葱白、生姜煮水兑醋也可以。二是要趁热喝，喝完之后盖点被子发汗，发汗也是有技巧的，发汗之后就不要捂得太久，可以趁发汗有疲惫感的时候盖厚度适合的被子，睡上一觉，一般起来之后就会轻松很多。

神仙粥除了可以发汗解表，也有充饥的功能。之所以向感冒患者推荐粥为载体的食疗，主要是因为感冒患者食欲会下降，不宜油腻宜清淡，粥当然是上上之选了。另外，还可以制作几种饮料，以加速风寒感冒的痊愈。

一是姜糖饮：生姜 10 克（洗净），切丝，放入水杯中，用沸水冲泡，盖上盖浸泡 5 分钟，再调入 15 克红糖，趁热顿服，服后盖被取汗。

二是香葱饮：香菜根、葱须、白菜头煎水，加红糖适量，代茶饮，有发汗解表通鼻窍作用。

风热感冒食疗首选方案是薄荷粥。

薄荷粥的配方也是古人传下来的。薄荷 15 克，粳米 60 克，冰糖适量。怎么做呢？先将薄荷煎取药汁候凉，取粳米加水煮粥，待粥将成时，加入薄荷汁及冰糖，稍微温一点就可以喝了，出汗为好。

为什么用薄荷呢？因为薄荷是疏散风热之要药，当然除了薄荷之外，清凉性质的绿豆、菊花也可以，不过效果比薄荷差一些。

还推荐一种冬瓜莲叶扁豆粥。冬瓜 500 克，白扁豆 30 克，鲜莲叶 15 克。将扁豆、莲叶、冬瓜洗干净，冬瓜连皮切成小块，把扁豆、莲叶一起放入锅内，加清水适量，大火烧沸后，下冬瓜，然后用小火煮 1 ～ 2 小时，调味即可饮用，有清肺热、化痰止咳之功效。

对于风热感冒患者，用绿豆、菊花之类的煮水当饮料喝都是不错的，可以加入适量的冰糖。

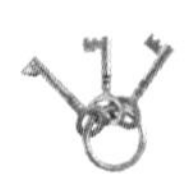

三把钥匙解感冒　表证里证不同疗

中医治病，很多情况下要分清表里，感冒更是如此。

前面说过了，在中医看来，感冒是外感疾病，是人体感了外邪导致的，这个感是一个动词，**感冒有一个“由表及里”的过程，如果感冒还在表的阶段就治疗了，感冒就没有机会“及里”，反过来说，如果感冒在表的阶段没有及时治疗，感冒就会往“里”走，治疗起来就要费事一些了。**

人体的表，就像是一个国家的边境、边界。疾病就像喜欢侵略的部族，往往都善于乘虚而入。如果你的边防很坚固，它看不容易进来，也就不出兵了，或者它来试一试，起了简单的摩擦，你就把它挡在外边了，它就撤兵了。所以有些身体素质较好的人，是不容易感冒的，就是感冒了，休息一下就好了。当你疲劳了，受凉了，就像边防出现了一点小的缺口，感冒容易进来，但是你马上调动兵力并邀请外援，也可以挡住敌人，这个外援就是药物，对于感冒来说，这个时候就是驱赶外邪的药物比较合适，像退烧类的药物都可以，阿司匹林啊，去痛片啊，扑热息痛啊，布洛芬啊，中成药中的桑菊感冒片、感冒清热冲剂等也可以，前面说到的食疗的方法也可以。

如果在体表，就是在表的地方我们不能自己打赢这仗，我们就需要请一点外援，这个时候要注意，这个外援可能帮我们，也可能害我们。**单纯在表的感冒，我们要用帮助人体从内向外把外邪驱除出去的药物，就是治疗表的问题的药物**。在感冒早期的时候，病邪在表，我们的正气也在表的位置和病邪相争，病邪想往里走，我们的正气想把病邪驱除出去，我们请求外援的方向一定要正确，如果用药的方向不对，比如抗生素，这个抗生素还是一个寒凉的药物，是治疗里面有热的，我们可以这样来认识。**在这种敌我在边境打仗的时候，我们用了一个治疗里面的药，就是给里面添乱，许多情况下导致影响了在表的战事，把外邪也引到里面去了，在表的病邪可能就会往里走了，这个感冒就变得更加复杂了。**

感冒的表证和里证，医生区分起来不难，我们老百姓自己能区分吗？分别采取什么措施呢？我总结了一些规律，和大家交流一下。

第一种常见的情况前面说了，就是如果感冒的表现就是发烧、怕冷，有时头痛、身上疼，也没有其他特殊的表现，这就是病在表。就可以先吃一点退烧的药，阿司匹林、白加黑、散利痛、布洛芬、去痛片等，都是通过发汗来退烧的，这些用对了都是好药。

第二种情况是发烧了，吃了退烧药退烧了，但是用不了多长时间，就又烧起来了。

那为什么有的退了烧，回头又烧起来了？一种情况是病邪在表没有祛除干净，另外就是这个病往里走了，还要治疗里面。这时可能会传到半表半里也可能会传到里，如果有里，我们就可以用一些消炎药。也就是说，我们吃了退烧药不好，往往是由于这个情况不单纯是感冒了，病往里走了，还有别的问题，我们仍旧按照感冒来治疗，当然不会好。

第三种情况是特别容易感冒，感冒还不容易发烧，就是不容易好，拖拖拉拉很长时间。

这一部分患者他们经常说，我们家不管谁感冒都会带上我，只要有感冒的，肯定有我；并且一感冒就不容易好，拖拉很长的时间。这种感冒一般表现是鼻塞、流清涕、咳嗽、咽痒、咳比较清稀的痰。这是因为我们身体比较虚，所以一方面比较容易感冒，一方面容易得这种不容易好的感冒。这个感冒也是表，但是也有里面虚，这个里面一方面虚，有的还有寒，所以情况就比较复杂一点，所以我们一般吃药不容易好，有的复方的感冒药还是有不错效果的，单纯一种成分的药，不容易治好。除了药疗之外，要针对性地通过食疗等方法增强体质。

第四种情况是感冒了，吃了感冒药、消炎药、退烧药、清火药，能吃的药都吃了，吃了这么多药，但就是不能尽快好。

我有一个朋友，他就是这样，感冒了，吃了两天药还没有好，问我怎么办。我就问他感冒当时的情况，然后还吃了什么药，他说吃了感冒冲剂、消炎药、清火的药。我就跟他说，你这种情况不该用消炎药，之所以现在还不好，就是因为吃了消炎药使得这个病不容易好了，如果不吃消炎药，你现在可能就已经好了。他说，我多吃药还有错啊？我说，你错就错

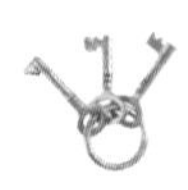

在吃了过多不该吃的药。

我们经常有一些误区，我就见到许多这样的人，他们说我感冒几个星期了，吃了许多消炎药，怎么还不好，我就说，这种情况不能用消炎药，因为从西医的角度查血象也不高，没有细菌感染的使用抗生素的指征，中医角度也认为这个消炎药是一个寒凉的药，和清火的中药相似，是清我们的里热的。当我们刚刚感冒的时候，没有里热的表现，同时如果查血象也不高，这时候我们就没有应用消炎药的指征，如果我们用了，本来里面没有问题，反而容易把外部的病给引到里面去。同时本来里面挺好的，你吃了清里热的药，容易把里也给治虚了，病情变得越来越复杂了。这个清火的药也是一样，刚刚开始感冒，病还在表的时候，不要吃清火的药。像我那个朋友就是这样的，本来是一个单纯的表的问题，吃了寒性药以后，病没有治好，反而搞复杂了。

风寒感冒有良方　生姜葱白大枣汤

我在上面一节中列举了感冒的几种常见的情况，如果按抽象一点的方法来划分，实际上可以分为两类，一类是偶发感冒，一类是常发感冒。一般来说，偶发感冒（一年两三次、三五次都可以算偶发）就当作一般的感冒治疗就可以了；常发感冒，频率高，不容易好，或者感冒就是鼻塞、流鼻涕，或者一到冬天就感冒，有的还喘，也不发烧，很长时间甚至几个月感冒都不好，这种情况就要考虑你的体质问题了。虚寒体质的人容易得这种感冒，这种感冒最烦人了，没完没了，这种情况下最好找中医调理调理。

里面虚寒的人，容易得外感疾病，有内忧就容易有外患嘛！当然，里面实热的人特别是小孩，也很容易感冒，并且一感冒就容易发烧，还经常是高烧，这种情况和虚寒的比起来相对少一些。里面虚寒的人，还容易出现其他很多错综复杂的问题，出现一些怪病。这些我们以后会讲到的。

前面讲到用寒热的钥匙开感冒的锁，讲到了风寒感冒和风热感冒，易

得风寒感冒者，往往是虚寒体质，这里特别给这一类人推荐一个预防感冒的方法——生姜葱白红糖大枣汤。

这里面是生姜葱白，我在给风寒感冒患者推荐的神仙粥里就有，这少了糯米和米醋，多了红糖大枣。

这个生姜葱白红糖大枣汤，如果单纯预防或者对付初起的风寒感冒，和神仙粥的效用有点类似，这个许多人可能会提出，我听说过，甚至用过，效果一般啊，为什么呢？原因就是不会用或者用错了。大家注意几个问题，并且按照这样几个原则来用，就一定有效，并且效果还很好，甚至可以做到一剂痊愈。

一是时机，最好是感冒刚开始，早点用，感冒早期往往变化很快，特别是体质比较虚弱的人，用的时机很重要。**二是用量**，我们成人用生姜3～4片，葱白2段，大枣4～5颗，掰开了，红糖用一汤勺。如果是有汗的同时还怕冷，那么大枣和红糖的量还可以加大，如果是没有汗，生姜和葱白的量还可以适当加大。**三是禁忌**，以嗓子疼、口干、口苦等为主要症状的感冒，不合适。

如果要是想对虚寒体质有所补益并预防感冒，可以将生姜和红糖减半，只要判断准确，可以经常喝，这样大约坚持半年，你的感冒就会减少很多。

功过参半感冒药　毒副作用莫小瞧

正如前面所说，目前世界上没有专门治疗各种感冒的药物。无论是医院使用的处方药还是药店零售的非处方药，无论是西药还是中成药，或者说中西医混合药物，都是针对感冒的某种或某些症状的，感冒药一般有以下四大类。

一是解热镇痛。如阿司匹林、对乙酰氨基酚、双氯芬酸钠、氨基比林等，这些成分具有发汗退热、缓解头痛及关节疼痛等作用；如泰诺、白加黑、日夜百服宁等都含对乙酰氨基酚；感冒通含双氯芬酸钠成分。

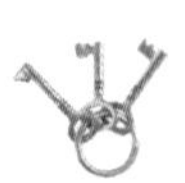

二是鼻黏膜血管收缩。如扑尔敏、伪麻黄碱、苯丙醇胺等，此类成分可减轻鼻黏膜充血，解除流鼻涕、打喷嚏、鼻塞等上呼吸道卡他症状。

三是抗过敏。抗过敏药也称为组胺拮抗药，如扑尔敏和苯海拉明等，此类药物具有使下呼吸道的分泌物干燥和变稠，减少打喷嚏和鼻溢液，以及轻微的镇静作用。

四是抗病毒。感冒药中常用的抗病毒成分有3种，一是金刚烷胺，此类药可阻止病毒侵入细胞、抑制病毒复制，如快克；二是吗啡胍，能抑制病毒合成核酸和蛋白质，并抑制病毒从细胞中释放，如感冒清；三是板蓝根浸膏，对流感病毒有抑制作用，如康必得等。

上述这些药物的种类，有很多成分都有针对某种症状的疗效，这是它们的功劳，但是也有很多感冒药中的成分对人体某些脏器或机能有损害，如对乙酰氨基酚对肝脏损害严重，所以肝、肾功能不全者要慎用，并且3岁以下小儿最好不用，本药又能通过胎盘，所以孕妇也需要慎用或禁用。还比如鼻黏膜血管收缩成分苯丙醇胺（PPA），是一种人工合成的拟交感神经兴奋性胺类的物质，根据国家不良反应监测中心提供的现有统计资料及有关资料，服用含PPA的药品制剂后，易出现严重不良反应，如过敏、心律失常、高血压、急性肾衰、失眠等症状，这表明此类药品制剂存在安全隐患，这里就不一一展开说明。但我需要对大家强调，在医院就诊开药，一定要遵医嘱，在药店购买非处方药，一定要细读说明书，对禁忌证要了解清楚。

感冒冤家抗生素　滥用必成冤大头

抗生素类药物不能治疗感冒，但由于普遍认为感冒是因为病毒引起的，而且有些感冒到了一定的程度会出现发炎等症状，即并发细菌感染，所以很多医生在给患者治疗感冒或相关疾病的时候，频繁使用抗生素类药物。有的即使没有并发细菌感染的指征，医生也给患者使用抗生素类药物。这种现象已经相当普遍。

每年的春秋两季，发生不同程度的流感，大中城市的许多医院都人满为患，曾经有一段时间，一些医院看感冒排队的时间要达到六七个小时，这个时候你千万别说要挂急诊，那些排队的全都是急诊。这些患者中，大部分都是输液治疗，而这些输液的，大部分都使用了抗生素类药物。**很多患者有个错觉，觉得输液，输抗生素类药物会让感冒好得更快，而许多医生，更是乐意将错就错**。前面说到的治疗感冒费用动不动就是几百块，主要是因为使用了最新的抗生素类药物。

原上海市药品不良反应监测中心常务副主任杜文民介绍，滥用抗生素问题长期存在，就拿感冒来说，部分医生不管患者是细菌性还是病毒性引起的疾病，都习惯用抗生素来应对，从而使抗生素的使用量居高不下，这带来了严重的隐患。

抗生素曾经是人类健康的功臣，在细菌感染成为人类的第一死因的20世纪前半叶，可以说是抗生素拯救了人类。**由于抗生素能使细菌出现耐药性，抗生素换代越快，细菌就会越顽固，所以世界上发达国家对抗生素的使用是严格限制的**。有一种说法，在美国，买抗生素比买枪还难，我没有考据过这句话的准确性，但我相信在美国抗生素的使用是受到严格限制的，我看到过一些文献，其严厉程度让人吃惊。

同样让人吃惊的是我国对抗生素使用太过泛滥。北京某医院的一位医生说：**“现在小孩生病都要输液，而且基本都使用最新级别的抗生素。一个新的抗生素研制成功至少得10年，童年就对顶级抗生素产生耐药性，这些孩子长大后用什么抗生素？这种情况不改变，我们的下一代真的无药可用了。”**

早在2007年，《世界卫生报告》就将细菌耐药列为威胁人类安全的严重公共卫生问题之一。在我国，抗生素滥用的危害在未来十年、二十年的时间里一定会暴发。

说到这里，读者可能理解我前面说到感冒用药不要追新的保守态度其实是一种良苦用心吧？我作为一个医生，能做到的，就是尽量不用抗生素，我刚毕业的时候在西医急诊，回到做中医就更不用了。**我自己的孩子从一岁多开始，他感冒了，我就给吃中药或中成药，很少给他吃消炎药。给小孩吃中药比较费劲，但为了他日后的健康，再费劲也是值得的。**

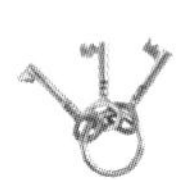

现在很多感冒患者，经常要求医生使用好得快的药物，医生往往就使用抗生素。**感冒是疾病，疾病有疾病的规律，有一定的病程，求好得快的心情可以理解，但做法并不妥当，使用抗生素，可能会使你的感冒病程缩短一两天，但危害是难以计算和弥补的。**如果你真的在乎那一两天的时间，就应该从强化身体素质、减少感冒入手。

所以，我对本书的读者呼吁一句：善待感冒，善待自己的健康，尽量远离滥用抗生素。

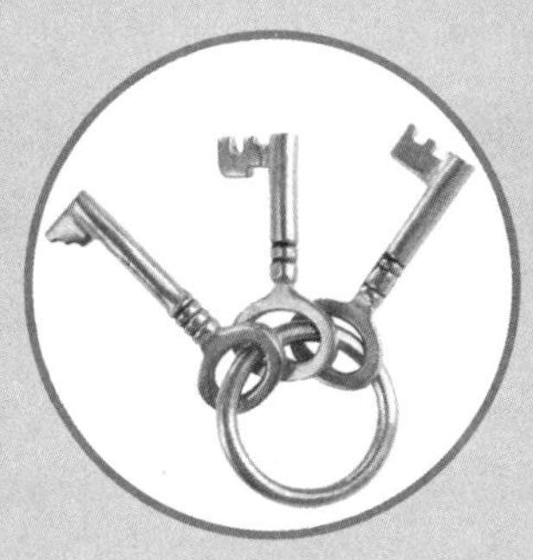

第四章

脾胃病

脾之所以喜燥恶湿，与其主运化水湿的生理功能密切相关。脾和胃在五行中都属土，但按阴阳来分类，脾为阴土，胃为阳土。脾的阳气易衰，阴气易盛，脾又主运化水液，湿邪侵犯人体，最易伤害脾阳。

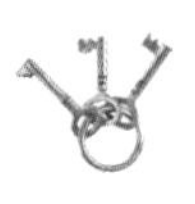

“脾胃不好”是我们很多人经常挂在嘴边的说辞，这是中医的说法，相当于西医中的“消化系统疾病”。

中医里的消化是由胃和脾分工协作完成了，当然还有其他脏器的参与。本章中，我们将展开一幅脾胃工作的场景图。

今天我们中医治疗脾胃病，最权威的“法典”应该是金元时期大医家李东垣的医学名著《脾胃论》，李东垣为什么创立了脾胃病论治体系？时代背景就是那时候政权纷乱、战火纷飞，老百姓食不果腹，几乎人人都有脾胃病，李东垣在临床中发现“内伤脾胃，百病由生”，“脾胃一伤，五乱互作”，这里的“五乱”是一个概指，指各种各样的病变。可以说，创立了脾胃学说是李东垣在中国医学史上最卓越的贡献。

李东垣所处的金元时期，脾胃有问题的比比皆是，是因为战乱严重，老百姓水深火热，那么我们今天处在一个空前和平、物质富有的年代，会有那么多“脾胃问题”吗？这似乎是个悖论，但残酷的现实却是，脾胃问题是当下人们最重要的健康隐患之一。在我的临床实践和学术关注中，脾胃病是一个常见病，因为脾胃问题造成的健康损害更是需要引起空前重视了。

咬文嚼字说消化　胃主消来脾主化

“消化”当然是我们非常熟悉的一个词，几乎每一个人都有过“消化不良”的经历。其实，“消”和“化”是两个不同却又互相关联的概念。

从词义上说，“消”最初是指冰雪融化，所以消字的偏旁是水。后来的意义变得广泛，但大意都是减少、散失，通俗地说就是从有到无的过程。

消也是一个常用的中医词汇，比如糖尿病在中国古代就叫“消渴病”，《黄帝内经》中经常用到这个字，随便举几个例子：“热则消肌肤”（《素问・风论》）；“其热者，则消肌肉”（《灵枢・五变》）；“悲则气消”（《素问・举痛论》）；“阳气破散，阴气乃消亡”（《素问・阴阳别论》）等，这些字义都比较容易理解了。

同样在《黄帝内经》中，与消化相关联的“消”也不少：

《灵枢・师传》说：“胃中热则消谷。”

《灵枢・大惑论》说：“谷消故善饥。”

《灵枢・经脉》说：“其有余于胃，则消谷善饥。”

上面几处都是说胃有“消谷”的功能，也就是把食物“灭了”，**而我们说的“消化”，“消”是胃的功能，“化”则是脾的功能，**当然，脾承担“化”的功能也不是独立包干，而是与小肠配合，这个前面说到了，后面也还要换一个角度说，这里就不展开，下面和大家说一下胃的工作机能。

按照《中国医学大辞典》的解释：“胃，汇也，水谷汇聚之所也，为人体内消化器，形如囊，左大右小，横卧于膈膜下，上端为贲门，接于食管，下端为幽门，连于小肠。”这段话就基本上把胃的形态和结构都说清楚了。

但在现实生活中，很多人都不知道胃在什么地方，有些患者跟我说胃难受，我就给按压以确认他的感觉，原来他把胃的地方弄错了，他不是胃痛。还有的冠心病患者，说自己胃里面难受，这样的例子虽然比较罕见，

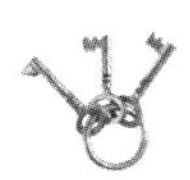

但毕竟还是有。**胃在人体的胸骨剑突的下方，肚脐的上部，略偏左一点。**

胃是一个奇特的器官，其形态大小、位置因人而异，西医根据形态把胃分为角型胃、钩型胃、瀑布型胃、长型胃，其形态的差异与人的体质等因素相关。对于同一个人，不同的姿势也会导致胃的位置有变化，比如躺着、坐着、站着，胃的位置就不完全一样。

胃的主要职责是“消”，通过蠕动等物理运动和胃酸等化学方法把食物变得更碎、更细、更容易消化。所以，**我们平常细嚼慢咽就是用牙齿给胃分担一点工作。**

胃液主要是由胃蛋白酶和盐酸所组成。胃蛋白酶是一种蛋白质，是一种无害的消化酶，但盐酸的作用是双重的，一方面可以杀死食物里的细菌，确保胃和肠道的安全，同时增加胃蛋白酶的活性，加速“腐化”食物，使经过胃的食物在改变形态之后进入小肠。另一方面，胃酸也能腐蚀胃的组织细胞。正常胃液呈酸性，空腹时为 20 ～ 100mL，超过 100mL 提示胃酸分泌增多。**胃液分泌有一定的量，如分泌过多，就是胃酸过多，这种情况下，胃就会“自己消化自己”，就会出现吞酸、反胃、吐酸水等现象。**

胃有较强的再生机能和自我保护机能，在胃壁上皮细胞上面还覆盖着薄薄的一层碳水化合物，即所谓的糖体层，它可以进一步加强对胃的保护。另外，在胃壁里层，还覆盖了一层由脂肪物质组成的、被称为类脂体的物质，此类物质对盐酸的氢离子和氯离子具有很强的阻碍作用，这也是胃保护自己的“绝活”。

当然，**胃的自我保护防线经常在主人的摧残之下而崩溃，所以，人经常有胃病。**人们常说的胃病，一般是指胃炎（胃黏膜炎症的总称）和胃、十二指肠溃疡病。我们后面要结合脾来谈胃病。

既然“消”和“化”是不同的概念，消化不良也就是“消不良”和“化不良”。这不是无聊的文字游戏，分清“消不良”和“化不良”，有利于我们找到脾胃病的症结，就像一个案件，你找不到真凶，就不能结案，如果是草率结案了，就会误判误杀。

我在这里先把“消不良”和“化不良”的区别提出来，至于它们有哪些区别，应该如何分别对待，在后面再专门说。

脾胃互相为表里　胃气降浊脾升清

我们在上一章中说到人的五脏六腑互为表里，六腑为表，五脏为里，而且说到六腑中的胃和五脏中的脾是对应的，脾胃也互为表里，胃为表，脾为里。

胃主纳，脾主化。也就是说胃是负责吸收食物，脾是负责运化食物的营养成分。

胃主降，脾主升。完全的说法应该是胃主降浊，脾主升清，消化饮食就是脾胃协调升清降浊的过程。胃气以下降为顺，把初步经过“消”的饮食（包括食物残渣）继续推向下行，即所谓“降浊”，它和脾的“升清”作用是相反相成。如脾不升清就会导致胃气不降，就会出现呕吐等症状。

胃受纳食物、腐熟水谷，为脾的运化打下基础；脾运化的水谷精微营养全身，又为胃继续受纳与腐熟水谷提供能源。如果胃不能很好地腐熟，必然影响脾的运化；若脾不能正常运化，同样会影响胃的受纳。

就脾升胃降而言，脾升，既能使饮食之精微输布周身以及升托内脏，又能协助胃气下降，使浊气得以下行。而胃降，不仅能使水谷之浊气下达小肠，而且又能协助脾气升清，使水津四布。如果胃气不降，不仅出现食停中脘的胀满症，也会出现脾不升清的肢倦乏力等症状；反之，若脾气不升，不仅出现运化失职的湿浊中阻，也会出现因脾不升清而致胃气不降的嗳气、呕吐等症状。

同样，在胃燥脾湿两者之间，胃为阳（燥）土，喜润而恶燥；脾为阴（湿）土，喜燥而恶湿。脾得胃燥，才能运化水谷精微；胃得脾湿，才能受纳、腐熟水谷。

所以脾和胃就是一个各司其职的整体系统，这是中医对付脾胃病优越于西医治疗胃病的地方，尤其是用中医的思维和原则保养脾胃，会收到很好的效果。

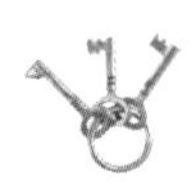

仓廪之官有实权　得罪脾脏很难堪

首先需要说一句题外话，西医解剖人体也有脾这个器官，但与中医说的脾不是一回事。在西医解剖学中，脾是血液循环中重要的过滤器，能清除血液中的异物、病菌以及衰老死亡的细胞，特别是红细胞和血小板。脾脏还有储血、调节血量和产生淋巴细胞的功能。脾为实质性器官，质软而脆，若受暴力作用，易破裂出血而成为急腹症。因为西医学中的脾脏仅是一个解剖学中的组织器官，故切除脾脏后并不会影响人的生命。

中医中的脾不是上面说的脾，中西医学之间对脾有不同解释，只是因为两种体系是属于不同的医学体系罢了，对于我们大众来说，并不是对立的是非。

那么在中医的五脏六腑中，脾胃是怎么样的呢？我们先来看五脏中的脾。

脾是一个“实权”很大的职位，在中医里称为“仓廪之官”。“民以食为天”是我们中国的一句古话，谁掌握了粮食就掌握了百姓的命脉，在我们人体中，脾就是这样一位掌握了其他脏器“命脉”的脏器。**人出生以后，饮食水谷是机体所需营养的主要来源，也是化生气血的主要物质基础，是生命的根本。**所以说，脾为“仓廪之官”，我们后面还要说到胃为“水谷精微之仓”“气血之海”，根据这两方面就完全可以说“脾胃为后天之本”。

脾主运化是天职　水谷水湿两相宜

中医学认为，脾的主要功能是“运化水谷精微”，因而是人身气血生化之源，并具有“统血”的功能。我们可以从脾的生理功能和生理特性两大方面来认识脾。

这一小节主讲脾的功能。脾的主要生理功能包括主运化、主统血、主升等几个方面，我们逐一来看一看。

首先是主运化。

运就是有运送、布散的意思；化，有变化、消化、生成的意思。**脾主运化就是将食物消化成为精微物质并将其运输、布散到全身。**这些功能需胃和小肠等的配合，食物首先是进入胃，经过胃的腐熟加工，然后进入小肠，把“清”的和“浊”的进行分离，各行其道，脾就是负责输送“清”的成分送至全身，供应各脏腑器官的营养。

脾的运化功能可分为运化水谷和运化水湿两个方面。水湿是指人体内的水液。运化水湿，是指脾对水液的吸收、转输布散和排泄、代谢平衡的作用。这个作用很重要。

摄入到体内的水液，需经过脾的运输转化，气化成为津液，并输布于肺，通过心肺而布达周身脏腑器官，发挥其濡养、滋润作用。另一方面，脾还要将全身各组织器官利用后多余的水液及时地输送到相应的器官组织（如肺、肾、膀胱、皮毛等），变成汗和尿液被排出体外，也就是说，“一进一出”都是脾的职责。因此，**在水液代谢的全部过程中，脾都发挥着重要的枢纽作用，促进着水液的环流和排泄。**

运化功能，主要依靠脾气的作用——这里说的脾气不是我们平常说的“脾气”——如果脾气健运，则饮食水谷的消化、吸收以及精微物质的运输布散等功能才能旺盛，水液输布、排泄才能正常，体内的水液才能保持着相对的平衡状态。相反，如果脾失健运，就会出现腹胀、便溏（也就是大便不成形）、倦怠等消化失常的症状，严重的话，还会引起水液代谢失常，进而产生多种水湿停滞的病变，如浮肿、痰饮、泄泻等症状。

其次是脾主统血。

统，是统摄、控制的意思。**脾主统血是指脾能统摄、控制血液，使之正常地在脉内循行。脾统血的机理，实际上是脾气对血液的固摄作用。**因为脾为气血生化之源，脾气旺盛，就能保证体内气血充足，气能摄血，这

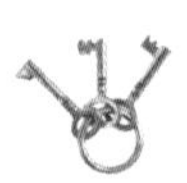

样，生成之血就能在脉管内运行。若脾气虚弱，统血功能失职，血液运行将失其常规而逸出脉外，以致出血，如便血、尿血、皮下出血等。中医学习惯将这种因脾虚而引起的出血病证称为“脾不统血”。这种出血的特点是：血的颜色浅淡，出血时间较长，出血多在身体下部等。也因为浅淡，往往不会受到重视；在身体下部是指夹杂在大小便中，这也有一定的隐蔽性。对于脾不统血，临床常采用补脾益气、引血归经的方法治疗。

再次是脾气主升。

脾气主升，即脾气的功能特点以向上升腾为主，它包括两个方面的内容：其一是脾主升清。我们前面多次提到，**人体中的气和液，都有清浊之分。脾的升清功能正常，则各脏腑组织器官得到足够的物质营养，功能活动才能强健。若脾的升清作用失职，则会出现头晕、目眩等症状。如果清阳不升，或者清浊不分就会出现遗精、带下、腹胀、腹泻。**

脾气主升的另外一层含义是维持人体各内脏的正常位置。人体的脏腑，在体内都有固定的位置，如肾位于两侧腰部，胃位于脘部，子宫位于下腹部等。中医学认为，脏腑之所以能固定于一定的部位，全赖脾气主升的生理作用。这是因为，支持和固定这些内脏的肌肉、韧带、筋膜，也要依靠脾运化生成的水谷精微的充养，才能强健有力。假设脾气不升，甚至下陷，就会出现肾、胃、子宫等内脏的位置下移或脱肛等。其病变基础是韧带、肌肉松弛，失去对内脏的牵引作用。实验证明，内脏下垂与脾虚的程度成正比。对此种病变，常采用补中益气、兼以升提的方法治疗，常用补中益气汤。比如临床上面，对于胃下垂等脏器下垂的患者，辨证后给予补中益气法治疗，常可以收到满意疗效。

脾的特性有五个　喜燥恶湿列首位

既然脾的地位重要，作用重大，那我们要呵护我们的脾，就应该了解她的特性，只有了解了脾的生理特性，才能真正与脾和谐相处。不然的话，即使你主观上对它再好，也好不到点子上，而且容易“满拧”，这和我们日常的人际交往是一个道理。

脾的第一个生理特性是喜燥恶湿。脾之所以喜燥恶湿，这与其主运化水湿的生理功能密切相关。脾和胃在五行中都属土，但按阴阳来分类，脾为阴土，胃为阳土。脾的阳气易衰，阴气易盛，脾又主运化水液，湿邪侵犯人体，最易伤害脾阳。脾阳虚衰，不仅可引起湿浊内困，还易引起外湿侵袭。清代的叶天士是一位临床大家，后人将他的医案搜集整理成了《临证指南医案》，这本医案集已经成为很多中医大夫的案头书，其书中写道：“湿喜归脾者，与其同气相感故也。”也就是说，湿的病证容易被脾所感。脾喜燥恶湿的理论，在临床上有很强的指导意义，即在治疗脾虚湿的病证时，宜用燥湿化湿之品，比如小半夏汤、小半夏加茯苓汤、二陈汤、藿香正气散等，用药可以用些半夏、茯苓、陈皮、苍术、生薏苡仁等健脾利湿，治疗的时候要一方面健脾，一方面要行气、利湿等恢复脾胃功能的健运。

脾的第二个特性是为气机升降之枢纽。从三焦学说看来，脾属于人体中焦，上面是心肺，下面是肝肾。**人体气机升降，全都通过脾为中转站。我们前面说过心肾相交是一种和谐，所谓心肾相交，就是心阳下降，肾阴升腾，水火相济，这样肾水得心阳之温而不寒，心火得肾水之济而不热。**这也以脾为升降之枢，也就是说脾把心阳往下拉，把肾阴往上提。此外，五脏之精，都倚脾而运，脾气够旺才能使清气上升布散。如《黄帝内经》曰：“饮食入胃，游溢精气，上输于脾，脾气散精……”就是概括了脾的中枢布散作用。肝气升于左，肺气降于右；肺气通调水道，肾之气化蒸腾，都以脾为枢纽。**脾就像一个大型的交通枢纽，如果这个枢纽本身够强大，就有“九省通衢”之畅；相反，如果枢纽本身有问题，该进的进不来，该出的出不去，那就是交通堵塞甚至瘫痪。**

脾的第三个特性与长夏相应。按照中医阴阳学说理论来看，春夏属阳，秋冬属阴，同时五脏与四季相对应，如春主肝，夏主心，秋主肺，冬主肾，长夏主脾。长夏季节是指夏秋之交，是“阴之始”。长夏季节，湿气当令，而脾为至阴之脏，故脾气旺于长夏，脾病则在长夏季节可以好转，但长夏湿气过盛，又容易损伤脾脏。了解这一点，对脾的养护很有

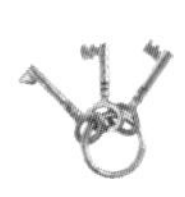

帮助。因为脾喜燥恶湿，所以要注意不吃过分生冷黏腻之品，以防碍胃困脾。可以吃些容易消化的粥类，比如生薏苡仁熬粥、白米熬粥、绿豆熬粥等，可以吃些藿香、生姜、大蒜等调的凉菜。

脾的第四个特性就是在情志方面关乎“思”。中医说的思包括思虑和思念，正常的思虑和思念是有益的，但“思贵有度”，如果思虑、思念过度，就会出现“气结”，脾气纠结，就会出现食欲下降、脘腹胀闷等状况，就会影响运化升清和化生气血的功能。大家很可能都有类似的经历，当思虑或思念到一定程度，首先就是不想吃饭，或者食不甘味，同时，有一种“绞得慌”的感觉，这就是气结。颇有“衣带渐宽终不悔，为伊消得人憔悴”的感觉。了解了脾与思的关系，在意识上就可以避免过度的思，即使无法避免，就可以通过食疗或药疗手段对脾进行适当的补益，以免脾气虚亏。

脾的第五个特性是“在窍为口”“在液为涎”。什么意思呢？“在窍为口”是指脾的状况在嘴里有反应，若脾有病变，则容易出现食欲的改变和口味的异常，如果湿困脾气，则可出现口甜、口黏的感觉，同时嘴唇淡白没有光泽，或者萎黄。“在液为涎”就是说脾的状况在涎上有所体现。所谓涎，医学上叫“口津”，用俗话说就是口水。津液是一种很好的东西，在咀嚼食物的时候，津液的分泌会增多，有助于食物的吞咽和“消”。当人的食欲较好的时候，喜欢吃某种东西的时候，就会“津津有味”，特别想吃某种东西的时候，就会“垂涎欲滴”，这都是津液的分泌。反过来说，当食欲差的时候，津液分泌减少，就出现“难以下咽”的情况。津液对于进食或消化来说，是一种催化剂，通常情况下，涎液上行于口，不溢于口外，但若脾胃不和，则往往导致涎液分泌急剧增加，而发生口涎自出的现象。幼儿容易流口水，如果不严重，可以不必太在意，大人偶尔也有难以控制的流口水的情况，如果是反复、经常流口水，就要看看你的脾是不是有问题了。

脾的第六个特性是“在体合肌肉”“主四肢”。《素问》说：脾主身之肌肉。若脾的运化功能失职，肌肉失去滋养，则会逐渐消瘦，甚则痿软松弛。四肢相对躯干而言，是人体之末，故称为“四末”，四肢也需要脾气输送水谷精微，以维持其正常生理活动。若脾虚，运化功能失职，四肢肌肉失养，则肌肉痿软，四肢无力，甚则产生痿证。当你出现手脚乏力、皮肤松软的时候，要当心脾的病变。

脾胃病症状不少　三钥匙断定明了

西医中没有脾胃病之说，只说胃病，中医也说胃病，但更多的是说脾胃病。本节中，我们分两个层次展开，一是西医视角下的胃病的一些症状，二是用三把钥匙来解密中医里的脾胃病。西医诊断胃肠疾病，除了采用化验及胃镜等仪器检查之外，也根据一些常见症状来判断，表现很多，我们常见的症状大致包括以下几种。

胃痛——胃痛，就是中上腹这个地方疼痛，有的是饭后疼得厉害，有的是饿的时候疼得厉害，当然也有的人饱也疼饿也疼，而有的人是与饱饿没关系，胃经常阵发性的疼痛。

胃胀——就是胃的部位鼓胀，这是我们见得比较多的“不消化”的表现，当你偶尔吃多了，胃胀是正常的，就是撑了，但有的人即使吃得不多，也有鼓胀的感觉。

恶心、呕吐——恶心和呕吐是两种症状，但关联比较大，恶心往往是呕吐的前兆；呕吐也分很多种情况，一是吃下去的食物吐出来了；二是吐不出东西，但吐涎水，老是不断；三是有呕吐的感觉，但什么都吐不出来，叫作干呕。

打嗝、嗳气——这两个是一个概念，打嗝是民间的叫法，嗳气是中医术语。我们很多人都经历过打嗝，通常是一种应激反应，比如有的人吃了冷饮或者喝了冰水就会打嗝，有的人吃某些种类的食物就会打嗝，比如吃了白薯等。

反酸——反酸是指胃内容物经食管反流达口咽部，口腔感觉到某种苦味甚至臭味，通常是一种气体。

烧心——胃部感觉烧灼、发烫，就像烧了一团火，至于为什么胃部烧灼不叫烧胃而叫烧心，这可能与古人对脏器部位认知不足有关。

腹泻——就是平常说的拉肚子，腹泻的原因较多，与胃病相关的腹泻

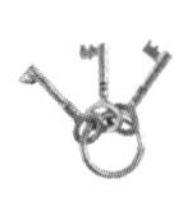

有吸收不良性腹泻、胃肠蠕动加速性腹泻、胃源性腹泻等。

上面列举的是西医诊断胃病的一些常见症状，如果是胃病，往往又有多种症状并列，比如：胃脘胀满、反酸、嗳气、呃逆、烧心、纳差，甚至与进食有关的胃脘疼痛等，而且有一定的反复性。反过来说，当你出现了一种以上的症状并有一定的反复性，那就应该检查你的胃。

我们反复说，脾胃病是中医的说法，而且中医的三把钥匙解脾胃病的锁特别灵验，因为在脾胃这一对脏腑中，因寒、热、湿、燥致病的情况很多，而且表里、虚实也相对不难分辨。

当然，中医给某个患者诊断的时候，要综合望、闻、问、切的信息来辨证论治，但历代医家也总结出了一些典型性脾胃病的种类及其主要症状，你掌握这些知识经验，可以初步对号入座，如果说里面列举的症状对你来说不是“纯属虚构”，那就建议你找中医大夫给你调理调理。

脾胃虚寒及其症状：喜热饮及热的食物，不喜欢吃凉的、生冷的，吃得不舒服的时候容易出现腹泻等，有时候手脚凉，舌淡甚至有齿痕。

脾胃寒湿及其症状：吃饭不好，大便不成形，胃脘部发凉，喜欢吃热的食物，舌淡甚至有齿痕。

脾胃湿热及其症状：胃脘有灼热感，口干，有时候口黏、口苦，心烦，大便黏滞不爽，小便黄，舌苔腻。

脾胃虚弱及其症状：吃饭不好，乏力，没有精神，面色不好，睡眠差，有时候大便不成形或者偏干，舌是淡的。

脾胃失调及其症状：恶心、呃逆、呕吐、纳差，胃脘痞满、腹胀等。

脾胃病是钉子户　莫让脾胃不舒服

脾胃病的范围很大，人体的许多疾病都是和我们平时所说的脾胃有关。广义来讲，只要和消化吸收功能有关的疾病都可以叫作脾胃病，狭义来讲是指胃肠功能紊乱的疾病，比如：急、慢性浅表性胃炎；慢性萎缩性胃炎；胃及十二指肠溃疡；反流性食管炎；慢性腹泻；口腔溃疡；等等。

脾胃病非常普遍，许多人都患有脾胃方面的疾病。我在日常临床当中，也经常遇到患者说胃里面不舒服，做了胃镜检查，也没有大的毛病，往往胃镜就会报出慢性胃炎，有的是浅表性的，还有一部分是萎缩性的胃炎。这个萎缩性胃炎，西医学对其病因尚未完全阐明，但是通过中医中药确实可以使得已经萎缩的腺体恢复，可以治好这个病。

脾胃病有两个特点，一个是发病率高，我前面反复提到的“十人九胃病”，可能有些夸张，通过现代的医学仪器能够检查出的胃肠疾病，比例达不到这么高，但如果把胃的不健康也算作胃病的话，就不算夸张了。脾胃病的另外一个特点是不好治。为什么这么说呢？我们经常听说一句话，就是“老胃病”，这就说明某个人患胃病持续了很长的时间，如果这个病很好治，就不会有“老胃病”之说了。

我有一个表弟，他是胃肠不好，胃里难受，在当地也看了一年多了，中药西药用了许多，但是效果时好时坏。这次专门从老家找到北京让我给看，他的病也有好多年了，胃的部位闷得慌、堵得慌，爱拉肚子，脸上还有痤疮，就是咱们说的火疙瘩，他曾经做过胃镜，诊断是胃炎。

我给他看的时候，判断他就是属于上热下寒，就是我们三把钥匙里面的半表半里了，我给他开了半夏泻心汤，我跟他说，这个病要好，可能需要一段时间，这么多年了，病程比较长，不可能几副药就好，并且这个方子将来还要调整的，最早好的表现就是脸上的疙瘩先下去。他拿了药回家，吃了 5 副，给我来电话，说胃舒服多了，同时确实是脸上的火疙瘩全下去了。这个脸上的红疙瘩，就是痤疮，虽然是表现在脸上，但是根源还是脾胃的问题。

古言十人九胃病　多数胃病潜伏中

我们很多人都知道张仲景的《伤寒论》，即使没有读过也肯定听说过。《伤寒论》是继《黄帝内经》之后又一部伟大的中医经典著作，千百年来

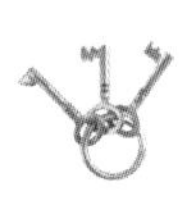

指导着中医临床。大家知道《伤寒论》里提及最多的药，是用来治什么病的吗？

有人把《伤寒论》里面113个方子进行了总结和统计，把每一味药在所有方子里面出现的次数进行了归纳，发现用的次数最多的4味药里面，有3味都是健脾胃的。这一方面说明即使在古代，脾胃病也是常见病，另外一方面说明古代医家认识到许多疾病都与脾胃病有关，所以在治疗的时候要照顾脾胃，毕竟脾胃是后天之本，许多疑难杂症从脾胃论治都会有意想不到的疗效。

前面我们提到脾胃病的范围很大，“十人九胃病”也成了一句俗语。我前面说过，从临床诊断尤其是用仪器和科学方法检查断定，是不可能有90%的发病率的。但我们换一个角度看“十人九胃病”这句话，就是十个人当中有九人有脾胃的问题，那就很靠谱了。

有的人会说，我没有胃病，您凭什么说我脾胃有问题呢？你要突然这么一问，我也许无言以对，但落实到某个具体的人身上，即使他没有被诊断出脾胃问题，我也可能看出他的脾胃问题。

我有一个外地的患者，她在当地医院的诊断是坏死性血管炎，症状就是两个小腿一块一块地疼痛、坏死。这个病不好治啊，算是疑难病。很长时间了，在当地治疗效果也不好，后来就到北京来治疗。在一个医院住院，治疗了有两个月了，效果也不好，后来到我们医院来住院，按照一般的治疗方法还是不好。在北京住院治病还有陪同的人吃住，花了好几万元，最后效果也不太好，有点失望了，钱也快花完了，就准备回家了。

后来他们听说陈医生开中药挺好，就找到我这里，那当然是试试而已的心理。我给她望闻问切，看她是出汗多，脸也红，口干、口渴，怕热不怕冷，小腿有坏死的地方也是发红、发热。根据她这个情况，我判断她的病不在血管，而是“里”有问题，属于里证，也可以说脾胃有问题。于是我就问她，以前有没有闹过胃病，她说以前还真的闹过胃病。我说这个根源是胃里有热，《伤寒论》有记载的：“身热，汗自出，不恶寒，反恶热也。”她就是胃里有热了，胃肠有热了。我就给开的白虎汤加味，5剂，这个患者就回家了。

回家后她接着吃原来在别的地方开的药，吃了20副还是不行，最后想起吃我开的药了，估计还是觉得我不够老吧，都说老中医老中医的，所以她回去的时候并没有把我开的药当回事。但吃了我开的5副药，就打来电话，说非常好，感觉好了一半多！说花了好几万块钱都不好，吃了几十块钱的药，就好了一半，非常高兴。患者有疗效，尤其是显著疗效，我当然也高兴，这就说明药物对证了。就这个患者来说，症状是血管坏死，但其她的一些症状表明血管病变只是表象，根源是脾胃有热，这个热弥漫到全身，当然可能会有一些特殊的表现。我用三把钥匙透过现象分析出了病的根源，5副药就有这么好的效果，这正是《医宗金鉴》所言的“漫言变化千般状，不外阴阳表里间”。就是说，不管疾病有多么千变万化，总逃不出我们的三把钥匙。这里需要强调，这只是一个医案，虽然有典型性，但不是说适合每一个坏死性血管炎或者有与她类似症状的人，每一个人有一点细微的差别，病根都可能有天壤之别。

内伤脾胃百病生　相关疾病断分明

我们前面引用了金元大医家李东垣医学名著《脾胃论》中的一句话“内伤脾胃，百病由生”，这部书还有一句话“脾胃一伤，五乱互作”。这里的五乱是一个概指，指各种各样的病变。李东垣在中国医学史上最卓越的贡献就是创立了脾胃学说。李东垣所处的金元时期，战乱严重，老百姓水深火热，脾胃有问题的比比皆是，那么我们今天处在一个空前和平、物质富有的年代，会有那么多“脾胃问题”吗?

我们前面讲到了感冒，就是有一种人，特别爱感冒，经常感冒，感冒了还不容易好，身边的人谁感冒都会搭上他，并且一感冒就鼻塞、流涕、咽痒、咳嗽清稀的痰，这也是脾胃的问题，就是我们说的里虚寒，里面弱，所以外面的防御功能也差，就容易得感冒。并且，因为里面虚寒，所以容易造成有水饮，容易有稀痰，流清鼻涕，这是根源。我们要治疗，就需要标本兼治，既要治疗感冒又要治疗脾胃，这时候如果单纯治疗感冒效

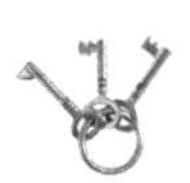

果肯定不好。

我平时看病，依照这个“十人九胃病”的认识，我也经常问患者是不是有胃肠不适或者以前闹过胃病。有的人，全身难受，头晕、耳鸣，晚上老是上厕所，手脚凉，平时怕冷，心慌，气短，症状很多，做检查也查不出什么病来，所以可能给诊断一个神经症、神经官能症，找中医看，也是这里虚那里有火。我经常跟患者说，他的根源是脾胃不好，也就是“里”有问题，有虚寒水饮。这是导致这些复杂症状的根源。我们找到根源，治疗起来效果就会很好。

脾胃病不单单是我们知道的胃病，还包括很多疾病，都包括哪些疾病呢？

和我们脾胃、胃肠相关的疾病太多了，这个很难通过哪一个疾病的名字来界定，这里根据我的临床经验，列举一些。

比如大便干，我们后面要讲的便秘，一般就有脾胃的问题；大便稀，也是有脾胃的问题。

比如后面要讲的肥胖，很大程度上也是胃肠的问题。

比如说，高血压，这个以后就会讲，很多情况下就是和脾胃有关系的。比如说糖尿病，现在有种说法，就是糖尿病是吃出来的，这个也有一定的道理，很多情况下也是和脾胃有关系的，或者说根源还是在脾胃上。

就是我们平时所说的肿瘤，一般的认识也是气滞血瘀、痰凝，这个痰是从哪里来的？还是脾胃的问题造成的湿、痰。有些肿瘤也会与脾胃有关，这可能超出了许多人的认知。

总之，很多疾病看上去与脾胃不相干，但要深究起来，其罪魁祸首都是脾胃问题。我在临床中，用“十人九胃病”这么简单的方法论居然解决过许多名医都解决不好的疾病。当然，我用“十人九胃病”的观点，并不是搞“扩大化”，不是把所有的病都往肠胃病上安或者当作肠胃病来治，而是但凡有一点迹象就往上面考虑，事实证明能出一些奇效，也从反面证明了李东垣“内伤脾胃，百病由生”这个断言的深刻性。

溃疡痤疮是顽症　岂料根在脾胃病

顾名思义，顽症就是那种久治不愈或者说难以治好的病，很多顽症不一定是大病，许多“小病”也可以是顽症。我在这里给大家介绍两个顽症，在常人眼里都是很难想象与脾胃有什么关系的。

口腔溃疡，这是一个常见病，一般都认为是上火了，或者看医生，或者直接去药店，医生或者药师给你的药都是清热祛火、杀菌消炎的，一般一段时间就会好。但是有的人口腔老长溃疡，即使好了也很容易复发，这就是顽症。

我治过一个白塞综合征的患者，他有这个病好多年了，口腔溃疡根本就没有好过，到当地各个医院也都看过了，到北京也看过了，就是不行，我给开了一个经方甘草泻心汤，7 剂药。这个方子并不是消炎症的，里面有热药也有寒药，但 7 剂药下去，多年的溃疡就好了。我用这个方子治过很多口腔溃疡患者，效果特别好，当然还是要经过专业的辨证，不能把甘草泻心汤拿来就用。

已故的经方大师胡希恕先生有一个病案，他治疗的是一个口腔科的医生，这个专门治这个病的医生也解决不了自己的问题。这个医生说，我们这里很多这样的患者，该怎么办呢？胡老说，你就用这个方子吧。这个方子也是清上面的火，同时也健胃、温胃，结果这个医生用了之后效果极好。这就说明这个病和我们的脾胃有密切的关系。对于口腔溃疡，就是那种上面上火，但是大便次数还多，不能吃凉的，爱拉肚子的这种情况。

我老师冯世纶教授经常教给患者一个方法，就是吃生辣椒，就是那种青的生辣椒，尖椒，肉比较厚的那种，不是特别辣的，说这个生辣椒的性质有些像甘草泻心汤，我们可以试试。

痤疮是一种非常常见的病，据统计，有 80% ～ 90% 的人患有或者曾经患过痤疮，青年人容易患这个病。西医的认识是和炎症有关系，一般会

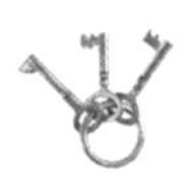

用一些消炎的药，咱们中医认为也是有热、有火、有湿热了，会用一些清热利湿的药，这些药吃下去，都会有效，有的就好了。但是确实有许多患者，吃了这些药是会好一些，但是好一段时间就又出现了，或者好到一定的程度就不好了，达不到根治的效果。

我也经常治疗痤疮，有的患者问一下，就是大便次数多，有的大便还不成形，这个就是我们说的里面还有寒了。明明脸上有火疙瘩，上火了，怎么会是有寒呢?

判断这些患者是否有寒，必须是根据其他的因素，比如上面说的大便。这样如果只是治疮，就是治标不治本，甚至是方向性错误。

这个寒是里寒，也就是我们的脾胃有寒，正是由于脾胃有寒，这个胃是喜暖不喜欢寒的，寒了功能就不好，就容易产生寒饮，这些寒饮停滞的时间长了，就会化热，形成湿热，这些湿热向上熏蒸，就产生了痤疮。如果光清利湿热，就是治标不治本，至少不能解决问题。如果既清上面的湿热，也治里面虚寒的根本，标本兼治，就会又好又快。

很多情况下，痤疮都和胃有关，用药治疗如果对证会加快痊愈，但如果饮食不调理，消失的痤疮还会复发。痤疮患者在饮食方面一般都忌辣，包括喝酒也是不利的。应该吃清淡饮食，可以适当吃点苦瓜、西瓜之类的清热，但如果是上热下寒体质的，也不能过多地吃寒凉的瓜果菜蔬，适当吃点就可以了，不要贪多，因为情况更加复杂。

除了很明显不宜多吃的辣椒及生姜之外，还要尽量少吃韭菜、小茴香等温热型的菜蔬。

脾胃养生宝中宝　四句真言请记牢

你可以不知道李东垣，可以不知道他的脾胃学说，但我反复引用他说的“内伤脾胃，百病由生”和“脾胃一伤，五乱互作”这两句话希望你能记住，至少要记住它的意义。

脾胃的毛病作为诸多疾病的根源或诱因，绝不是一朝一夕突然形成

的，正所谓冰冻三尺非一日之寒。脾胃是后天之本，脾胃的功能，不论是好是坏，是强是弱，都是日积月累的。

现在的很多人，尤其是二三十岁的年轻人，对自己的脾胃是很虐待的。

我强调过很多遍，脾胃互为表里，胃为表，脾为里，我们的很多脾胃病的演变都是由表及里的，也就是说，胃上的病会衍生、带动脾上的病。对于我们不是学中医的人来说，脾上的病显得比较抽象，那好，脾胃养生就从爱惜自己的胃开始吧。**对胃的爱惜，其实只有四句真言：饱饿有度，知冷知热，软硬得当，味不极端。**我们这里所说的脾胃，更多的是指表里的里，三把钥匙的里，指的就是我们的消化道。

第一句话：饱饿有度

现在的青年人饿着不是因为食物稀缺，而只是进餐无规律，不能按时进食而饿着，有的年轻女子则是为了体形而饿，这个危害就更大了。有些应酬多的男士，“因酒废食”，只顾喝酒说话了，忘了吃菜，更不会吃饭。由于在酒精兴奋的状态下根本没有饿的感觉，当感觉饿的时候，却处于醉的状态或者因为其他原因而不能进食，只好挨饿，久而久之就形成了一种习惯：酒杯一端，饭菜靠边。

当然还有一种情况就是放开量吃不怕撑着，尤其是有些小家庭，女主人做得一手好菜，丈夫往往就容易不知不觉地吃得过饱。

饱和饿是造成胃伤害最常见的原因。虽然胃有很大的宽容度，偶尔饿着或撑着都不会使胃受伤，但反反复复地饱饿不均，会改变胃液的分泌机制，进而损害胃黏膜，造成溃疡病或其他胃病。

饱饿有度最理想的状态有两个，一是饭点前有饿感，二是能够下意识地控制进食的量，也就是说不是等到肚子胀了的时候才发现吃多了。这两种理想状态是通过培养良好的饮食习惯和规律而达到的。

第二句话：知冷知热

由于饮料、食物进入胃要通过口腔和食管两道“关卡”，一般来说进入胃的食物和饮料的温度都是合适的。总的来说，**我们吃进去的东西包括水液、食物，属于阴性的物质，要把这些阴性的物质转化成我们人体能利用的营养、津液，就需要阳气的温化，所以我们的脾胃平时是喜欢温暖并厌恶寒凉的。**

现实生活中，对进食的温度也有两种极端的喜好，一种是“汤锅式”饮食，一种是“冰柜式”饮食。所谓汤锅式饮食是指有的人吃喝尤其喝汤或水需要喝滚烫的，稍微温一点就觉得胃有胀滞等不舒服的感觉，这种情况不多见，但这种人要注意实热作怪。喝滚烫饮食，容易烫伤食管、胃黏膜，容易导致溃疡、恶性病变等。至于“冰柜式”饮食习性就比较多见了，尤其是夏天，许多人恨不能泡在冰柜里，饮食更是需要“冰字号”的，冰激凌、冰镇饮料、冰镇啤酒、冰镇西瓜等。过冷的食物和饮品会减弱胃的蠕动。尤其是对于儿童来说，喝温水比喝冷水更利于胃动力的保养。

第三句话：软硬得当

这句话不需要太多的解释。以米饭为例，有的人喜欢吃那种软偏稠的，稍微硬一点胃就不舒服，有的人习惯吃特别硬的，稍微软一点就觉得胃口下降，这都是胃病的隐患，需要留神。**胃并不属于比较娇嫩的脏器，但如果不能吃硬的食物，说明脾胃相对虚弱，就更应该注意细心呵护了。**否则过多进食坚硬、难以消化的食物，时间长容易导致脾胃系统疾患等。

第四句话：味不极端

人的胃本身是没有味觉的，也就是说胃对食物的味道不“挑剔”，但有些味对胃有刺激，比如人所共知的辣、咸等。当辣或咸到一定的程度，就会觉得烧心，有些胃会产生恶心的感觉，这都是胃的抗议和警告。最好不要只顾味蕾的感受，更要听听胃的意见。

当然，爱惜胃还有很多事情需要做，但掌握上述四点，我们的胃就会在安全线之内，不会出现太大的纰漏。养胃不是脾胃养生的全部，但如果胃都养不好，脾就是奢谈了。

食养脾胃最重要　千补万补往后靠

根据我的临床经验，我总说，中国人的健康坏就坏在一个“补”字上。

这个很常见，经常有患者来，说我胃有病，我自己觉得是脾虚、胃虚，给我开点药补一补好吗？或者说，我吃饭不好，吃不下去饭，给我开点药补补脾胃，开开胃。大家基本也有这个普遍的认识，就是补，总觉得自己虚，四处搜集秘方，进补。不知道大家有没有这种情况？有没有到药店或者医院买补脾胃的药？我见到许多人就是健脾丸、归脾丸，自己买了就吃。这是不合适的，自己买补药，也不对。不是所有看起来虚的都是真的虚，也可能是实，这种情况一补就坏了。我举个例子。

我认识一个朋友，平时不怎么吃饭，总是觉得自己这里不好那里不好，开始乱吃山药，听说山药补益脾胃，一吃就是几个月，每天吃很多，反正是乱吃吧，后来找我看，一身病。都是自己乱吃给吃坏了。我就告诉她，好好吃饭，不要乱吃。你对自己的情况理解不深，对这几个药的理解也不深，这些东西不能当饭吃。

已故的经方大师胡希恕先生治过一个患者，这个患者七十多岁了，她就是拉肚子，拉了很长时间了，并且每天都要拉很多次，治不好，一般人都认为拉肚子，越拉越虚啊，应该补啊！胡老看了一下，摸肚子疼得很，舌苔很黄，经过综合辨证，胡老认为就是宿便不通造成的，用了大承气汤，不是补药，而是一个泻下力量很强的一个方子，里面包括大黄、芒硝、厚朴、枳实。用了以后，患者拉了很多，并且拉出来的干得很，掉到便盆里面当当地响。有人可能会疑问，拉肚子怎么还用这么大力量的泻下药啊？这个就是看起来是虚，但实际是实，没有经验是很难判断的。

这个脾胃、胃肠，按照我们三把钥匙，应该算是里了，其实并不是都是里，虽然我们通过检查是这个部位的问题，但是表现可能同时还有其他的部分，我们人体是一个整体，是互相有关联的，实际上半表半里的占许

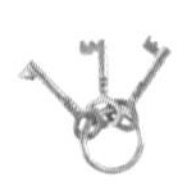

多，往往是虚实、寒热错杂，我们一味去补，那绝对是错了。有的人也会说，我吃过健脾、补胃的药，挺好的，吃了管用。可能确实管用，但是不对证自己乱用药，不见得是好事，就是感觉好了也不见得是好事。

我们如何用食物来养护自己的脾胃？大道理我就不想说了，只想强调一点，许多疾病的根源在脾胃，用中医的知识来指导平时的养生，重点可以放在养护自己的脾胃上。

我们的身体有寒热，食物的性质有温凉，在补益脾胃方面，尤其要通过食物的偏性来调整我们的身体的不平衡。

比如说，现在流行吃薏苡仁，有的是为了健脾，说自己听说这个药有补脾的作用，有的是为了美容，有的是为了预防癌症。但是根源呢？薏苡仁的性质还是偏于寒凉的，如果单独吃这个薏苡仁，您首先要判断自己是否适合吃：如果您当时的状况是属于寒的，就不适合吃，越吃症状会越严重；如果您当时的情况有一些热的表现，那么有用的机会。健脾胃的药多了，有美容作用的中药也很多，我们要先判断是否对证，并不是说我们自己判断有脾胃虚，那么所有具有健脾胃作用的中药都可以吃，这是一个巨大的误区！

还有，我们许多人吃山药，知道这个健脾胃，但山药性质偏温，我们要判断自己是否属于脾胃虚寒，如果虚寒可以用，如果虽然脾胃虚，但是有热，那么您也只能是吃了没有效果，或者症状反而加重。这就是说要掌握我们三把钥匙的原则。有一篇文章，是一个医生写的，说自己行医 14 年，半年前刚刚找到一点感觉，怎么回事呢？怎么干了 14 年，治疗患者好几万，才找到一些感觉，说的就是他自己是治疗皮肤病的。一般的红斑，都认为是有热了，从清热治疗，但是有的患者吃了好几年的清热药，还是红斑明显，他就纳闷，一个人的人体有多少热啊？吃了那么长时间的清热药，怎么还是有热呢？他就观察患者，天天拉肚子，还有寒啊！按照我们三把钥匙的辨证思路调整后，有热就清热，同时有寒，他就同时温补脾胃，疗效大增！他感觉自己开了窍，通过这点，我们可以知道，寒热温凉，是不容易判断的。医生都这样，何况我们自己用深奥的中医理论来指导自己的养生了，不但要细致，同时也要慎重。

另外，我们这里特别强调，养生不是恶治，也不是下猛药。我举一个例子，一个亲戚，是我的一个长辈，他是常年的胃不好，经常胃不舒服，就是我们所说的老胃病，不知道从哪里知道生姜能够治胃病，正好鲜姜刚下来，恨病吃药啊，他一顿就吃了一小碗的姜，吃了就开始难受，难受了好几天都缓不过劲来。且不说他的情况，寒热温凉性质对不对，即使是对的，也不能这么吃，这就是恶治，下猛药，这不叫养生。

我们自己先要判断自己的寒热虚实，首先保证我们自己不犯错，另外我们要掌握一个度，病和我们身体的不平衡是常年攒下来的，我们就需要在方向正确的前提下，慢慢调养，过犹不及的道理大家都懂。

三钥匙解脾胃病　分清寒热好养生

上面说到补益脾胃要根据自己身体是寒是热，问题在于，我们怎么才能知道自己身体的寒热呢？下面我们就用三把钥匙的原则来分析判断一下脾胃的寒热。

如果经常口臭，嘴里有味，脸平时也偏红，舌苔也比较厚，有时候还是黄的，平时爱吃凉的不爱吃热的，大便也经常干，很少有大便稀、拉肚子的情况。这就说明我们的脾胃有热，这种情况下可以吃一点清火的食物或药物，食物里面偏苦的，比如苦瓜、苦菜都可以吃一点；梨也偏寒，可以吃一些。药物里面比如牛黄清火这类的，可以根据需要吃一点。

如果经常拉肚子，不能吃凉的，吃了凉的就拉肚子，平时也不口干口渴，嘴里也不苦，也不爱上火，脸色偏白，手脚一般也偏凉。这些情况表明我们的脾偏寒，可以考虑适当吃一点温性的食物，比如生姜、小茴香等，可以适当多吃一点。

如果上面的情况经常都有，这很可能就属于是有热有寒虚实错杂了。这种情况下，吃热的东西容易上火，吃清火的药和寒性的食物容易拉肚子。我们要注意自己保养，除了给自己的胃肠一个好的条件以外，不要刻意吃那些寒性或者热性的食物或药物，自己不好治，就可以找专业的中医医生给调治。

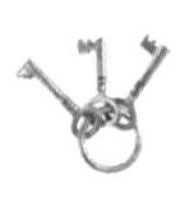

脾胃导致的疾病非常多，也可以造成身体的不协调，比如说，有的人很胖，还能吃，有的人很胖但是不能吃，有的人能吃却很瘦，有的人不能吃并很瘦，这些许多情况下都是和我们的脾胃有关系的，这些我们后面会讲到。

现在我介绍一个脾胃有问题的食疗养生方法：

脾胃有热的，要用清热药，如果是属于最常见的虚寒这种情况，饮食欠佳，恶饮冷、食冷，吃了凉的就容易拉肚子，可以用莲子猪肚汤。

猪肚一个，用食盐搓洗干净，塞入水发去心莲子 20 粒，砂仁 6 克，放锅中加水煮熟，煮熟后捞出猪肚切丝；莲子取出与猪肚共放盘中，加入香油、食盐、葱姜蒜适量拌匀调味食用。本食疗方有健脾益胃、补虚止泻作用，适合于我们讲到的脾胃虚寒。如果有水肿的情况，就可以在上面的食疗方里加 10 克茯苓一起做汤喝。

上床萝卜下床姜　脾胃可得好滋养

药王孙思邈说过："不知食宜者，不足以存生也；不明药忌者，不能以除病也。"这个意思比较明了，关键是怎么做。

电视上有一个小儿健胃消食药的广告，是某女明星做的，最后镜头是拉开一个抽屉，全是这个牌子的健胃消食药，我觉得这个广告导向不好，如果一个小孩，要吃这么多的健胃消食药，那问题太严重了。

但是，现实生活中确实有与药"攀亲"的人。大家脾胃不好的，许多人都备着很多的胃药，什么胃药都有，什么胃药都吃过，也存了不少，有没有这种情况？有的人家里都能开一个小药铺了，那个药是一抽屉一抽屉的，多了去了。我们经常自己就吃点药试试，自己还有些体会。我们对胃病略知一二，有的比医生对这个病研究的时间都不少。但是，乱用药的情况很普遍。

我的一个患者来找我，说胃疼，怎么吃了药更疼了？我问：吃的什么药？吃的就是止疼的药啊，去痛片。我说你吃这个药治你这个病，只能越吃越疼。这个许多人都知道的，去痛片对胃黏膜的刺激很强烈，本身吃这个药就容易造成胃痛，更不用说有胃痛而吃这个药了。按照中医的理解，吃去痛片可以发汗，所以按照三把钥匙来理解，这个药是治表的，而一般的胃疼还是在里或者是半表半里，你用治疗表的药物去治疗里、半表半里的胃病，所以用去痛片不对证，也不会好。

就我们手头的药来说，比如**胃的胀痛和绞痛就不一样，胃胀痛应当用促进蠕动的药。如果不用药，也有很多方法达到促进胃蠕动的目的**。这里特别推荐一个简单的“效方”——用白萝卜煮水喝，或者炖白萝卜作为菜肴，炒萝卜也可以的。

《本草纲目》记载，萝卜生吃可止渴消胀气，熟食可以化瘀助消化；俗话说“上床萝卜下床姜，不用医生开药方”，中原地区有“冬吃萝卜夏吃姜，不用医生开药方”的说法，特别是现在许多人睡觉比较晚，晚上睡觉前还吃点宵夜，这时候胃肠本来该休息了，您又给它增加了负担，布置了任务，这样能睡得好吗？吃一点萝卜能够帮助消化，起到顺气消食助消化、帮助脾胃恢复健运功能的作用，对于胃脘胀满、大便偏干的朋友有用，并且还能改善我们的腹部胀满等症状——这里补充一下，胃胀这种情况，我们用橘子皮泡水也是有效的，那种薄的橘子皮更好。

下床姜呢？就是我们的脾胃还是喜欢暖一些的食物，因为脾胃的功能是运化水液，这些都是阴性的物质，阴性的物质需要我们阳气的温煦才能够发挥作用。生姜有温胃止呕、开胃醒脾的作用。现在有一种晨起含姜的方法，我们要鉴别使用，如果有烧心、泛酸、口干、口渴、大便偏干的胃肠病朋友，就不适合单独用含姜的方法。如果胃脘隐隐发凉，喜欢吃热的食物、喝热水，不爱吃凉的，偶尔吃了凉的还容易拉肚子，就相对更合适用含姜的方法。而绞痛则应当用解痉挛的药。

还有胃脘痛的时候，看你喜不喜欢自己按压，如果喜欢按压，可能为虚性病，因为喜按为虚，可用点生姜、干姜、小茴香等煮水喝。如果不喜欢按压，就可能是实性病，因为拒按为实，可以用萝卜煮水喝。还有的是烧灼痛，则应当用保护黏膜的药。如果我们的胃是绞痛，就是刀绞一样的疼，用芍药甘草汤来治疗，一般都有效。就是白芍 30 克，炙甘草 15 克，疼痛明显的时候吃一剂，可以明显地缓解疼痛症状。

脾胃病有两误区　情绪养脾要记住

脾胃病的误区有很多，最重要的就两个。

误区之一是认为没什么大不了。

这个态度很可怕。自己胃肠里面不舒服，就拖着，为什么呢？因为经常这样，多年了，习惯了。据统计，大概有三成胃癌患者在症状出现之后，没有及时到医院检查，或者是不闻不问，或者是自己乱用药物治疗，耽误了大好的治疗时机，治疗效果大受影响。

我们家就遇到过这个问题，我的岳父有几天说胃里有点不舒服，症状并不是很明显。当然按照我们中医的分析，症状还是挺多了，比如脸比较红，口苦、口干啊，都有，但都不是很明显，胃里面不舒服也不是疼，就是感觉难受，家里人就带他去检查，做了一个胃镜，一看是三个大溃疡！就是以前拖的。再进一步设想，如果按照他自己不在意的态度，还是会拖下去的，拖到最后会怎么样呢？很难预料。所以有的时候，这个**病的严重程度和我们自己感觉的症状的严重程度并不一定成正比。自己感觉挺重的病，这个病不见得严重，而表现并不明显的病，反而也不见得轻**。正因为脾胃很重要，所以不舒服了，要早点调整饮食或者就诊看病。

误区之二是认为胃病和情绪无关。

几乎大部分疾病与情绪都有关系，脾胃病也不例外。这个我们很多人有体会。当我们心情不好的时候，受到打击的时候，我们胃口就不好，不想吃东西。同样的道理，心情不好、情绪不好容易导致脾胃病。用我们一般中医的说法叫肝胃不和了，用我们的三把钥匙，就是认为问题出在半表半里了，这时候一方面要积极调整情绪，另一方面还要吃点药来调整了，如果再加上恰当的食疗，就会走出肝胃不和。

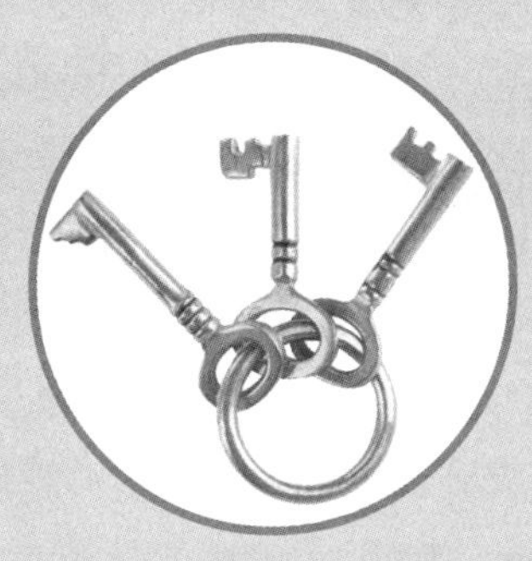

第五章

肥　胖

一般的实胖就夹热，虚胖是因寒和湿。那么我们可以通过食物来调整自己的寒热虚实。实胖的人可以适当多吃一些性质偏于寒凉的食物，虚胖的人要注意多吃一些温性的食物。养生养生，还是一个养，不是恶治。

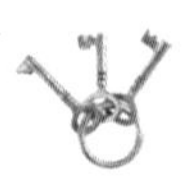

肥胖是疾病吗？西医学对此没有意见完全统一的定论。目前中西医比较主流的看法有两点，一是肥胖达到一定的程度，就可以视为疾病；二是即使肥胖没有达到疾病的程度，也是许多疾病的根源或诱因，所以民间有一句话：别拿肥胖不当病。

INTER–HEART国际组织根据对全球52个国家的一项调查，列出了影响心血管健康的9大危险因素，腹型肥胖（就是我们平时说的“将军肚”）排在血脂异常、吸烟、高血压、糖尿病之后，名列第五位。

有证据表明肥胖对人的健康的危害和威胁包括：高血压、糖尿病、血脂代谢异常、心血管疾病、关节疾病、囊与胰脏疾病、皮肤病等，女性肥胖患者容易引起内分泌失调，增加子宫内膜、胆囊、子宫颈、卵巢及乳房部位的肿瘤的概率。因此医疗界对肥胖关切程度很高。

对于肥胖当事人来说，肥胖的尴尬使许多人身陷困境，目前在肥胖问题上的两大倾向令人忧虑：一是不重视肥胖对健康的影响，尤其是战胜肥胖的行为不力，引起肥胖的生活方式得不到有效纠正；二是对肥胖过度忧虑，在减肥的女性当中，约有40%没有达到医学界定的肥胖标准，盲目减肥对健康的危害与肥胖可以等量齐观。

青少年肥胖也将演化成较为严重的公共卫生问题和社会问题，可惜，我们很多家长对此并没有引起足够重视。

体重指数二十八　你的体形很好查

怎样才算肥胖？如果用主观标准来判断，那是比较混乱的，很多成天嚷嚷减肥的人，未必就一定“肥”，尤其是很多女性朋友，把体形的标准定得很苛刻，只要不瘦到一定程度就要减肥；而有的人真的很胖，但他自己并不在意，所以肥胖的标准不太统一。

不过，从世界卫生组织到各国的卫生主管部门，对肥胖都有界定，目前国际上比较流行的标准就是体重指数。

体重指数英文表述是 BMI（body mass index），计算方法是体重除以身的平方，即：

BMI= 体重（千克，kg）÷ 身高 ^{2}（米，m），比如一个身高 1.68 米，体重 60 公斤的人，其体重指数就是：$60 \div 1.68^2=21.26$。你也可以用这个公式计算你自己和家人的体重指数。

这个指数看起来不好衡量，比如上面举例的这个人，体重指数 21.26，是胖还是瘦呢？

我国卫生部门根据 20 世纪 90 年代以来我国 13 大项流行病学的调查，得出了一个建议标准，如下表。

BMI 指数	体形界定
小于 18.5	体重过低（偏瘦）
18.5 ～ 23.9	体重正常
24 ～ 27.9	超重
大于 28	肥胖

BMI 计算起来比较复杂一点，还有一个相对比较简单的计算方法，这种方法是分性别的。

男性标准体重（千克）：身高（厘米）减去 105；女性为身高（厘米）减去 110。超过标准体重 10% 为超重，超过标准体重 20% 可以认为是肥胖

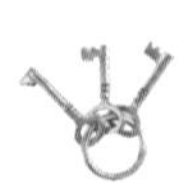

（也有人认为超过标准体重 30% 才算肥胖）。这种计算方法还是比较粗略，为了让大家对肥胖的标准有一个准确的把握，同时又避免计算的麻烦，这里给出原卫生部 2003 年 4 月颁布的《中国成人超重和肥胖症预防控制指南》中的一个表格，各种情况可以说是一目了然（见附录三）。

有了这个标准，你对自己的“体形”就有一个说法了。所谓超重，就是开始偏离正常了，因为我们这一章是讲肥胖，你只需要记住 BMI 28 就可以了，达到 28，就是肥胖了，医学上也把肥胖叫作“肥胖症”，也就是说把肥胖视为一种病。

在西医中，对肥胖还有一个划分，就是单纯性肥胖和继发性肥胖。单纯性肥胖是指没有其他病理因素，继发性肥胖是指由其他原因引起的肥胖，比如打了激素，比如浮肿等，单纯性肥胖者占肥胖症总人数的 95% 以上。

三把钥匙辨虚实　多半虚胖根在脾

西医和中医认识肥胖的思路不太一样，我们在这里基本上是用中医来认识肥胖。我们依旧用三把钥匙来开肥胖这把锁。

对于肥胖，按照三把钥匙辨证，主要的是分清虚实，也就是说，中医认为肥胖分为实胖和虚胖，这个从字面上比较好理解，但是如果你肥胖，我突然问你，你属于实胖还是虚胖，你可能答不上来，因为你不知道什么是实胖，什么是虚胖。那好，我来告诉你中医鉴别实胖和虚胖的一套标准。这主要是别人总结的，我们可以参考。

先来看实胖：

（1）外表看上去多肉，结实。

（2）脸色较红润，红扑扑、胖嘟嘟总是放在一块儿说。

（3）平时吃得比较多，很容易又感觉肚子空空。

（4）容易便秘，可能一星期的大便次数少于三次。

（5）小便尿液热，颜色浓、浊、黄、深。

（6）经常感到口干舌燥，多浓痰。

实胖有这么多标准，这是一个归纳，不是说每一个实胖的人，这些标准一定全都占了，只要你符合其中三项并肥胖就属于实胖了。

那么虚胖的参考标准呢？

（1）食量不大，东西吃得并不多。

（2）身体容易疲劳。

（3）手脚容易感觉肿胀，特别是蹲下时小腿肿胀感强烈。

（4）脸色偏白或泛青，怕冷不易流汗，多白痰。

（5）平时很少运动，肌肉松软。

（6）尿液颜色清淡。

同样道理，你只要占了其中三项并肥胖，就是虚胖。如果把实胖和虚胖进行细致的比较，是能说明很多问题，从某种意义上讲，虚胖更接近于病。

中医有一个说法叫“十胖九虚”，这话有两层意思：一是虚胖的人比实胖的人要多；二是说，大部分胖子都有不同形式、不同程度、不同原因的“虚”。有人可能会疑惑，胖怎么还会虚呢？这就叫现象掩盖本质，胖是假象，虚才是“真相”。

我在上一章中讲到脾胃是百病之源，其中提到肥胖，在这里我们可以反过来说，肥胖尤其是虚胖，很多是因为脾胃问题引起的，具体地说，虚胖往往由脾胃寒湿引起，当然也会合并有一些热，但是根源还是寒湿，如果把这个规律掌握住，就能更加有效地预防和抑制肥胖。

有些人可能会问，我也胖，但自己却分辨不出是不是由脾胃虚和痰湿导致的。我教你个办法，每次上完厕所冲完水后，看一下马桶。如果马桶没有被冲干净，马桶内壁上还粘有排出的粪便，说明体内有湿，这种肥胖多半是由脾胃虚而引起的。脾胃虚的肥胖还经常伴有胸闷气短、倦怠乏力、头晕心悸等症状，如果是中老年的女性，很多伴有妇科的炎症。这个虚胖的根源是虚，当然很多时候是虽然根源是虚，但还有一些由虚导致的实的表现，但虚的病程长了，容易出现气滞、痰凝、血瘀等实的表现，也就是本虚标实，虚实夹杂，但根源还是由于虚。

至于实胖，控制起来相对比较简单。有一个肥胖的患者，40 岁左右，个子不高，体重200来斤，能吃，平时也没少喝酒，脸也红，爱出汗，怕热，舌苔也是黄厚的，大便也不痛快，他当时也没有说治疗肥胖，就是有这么多不舒服，想看看中医。这个相对比较单纯，我记得是用大柴胡汤为主，用了几剂药，这个症状就缓解了，治疗了一段时间，体重也下来了。

当然，**我并不倡导依靠中药来控制体重，对于实胖来说，通过改善饮食结构、合理运动，是可以把体重控制在一个安全的范围之内的。当然，对于有些人来说，改变生活方式比吃药要难得多。**

胖人运动多禁忌　伤阳尤其要留意

肥胖和运动是一对“冤家”，确实有很多人的肥胖与运动过少有关，当形成肥胖过后，运动又更加困难，身体的压迫感很大，运动不方便。

而另外一些人，为了减肥或者控制体重增加，大量运动，有时候事与愿违。

运动有益于健康，这是总的规律，**如果运动不合适，则是损害健康。什么叫合适？一看运动方式，二看运动量。而这个方式和量是否合适，又必须因人而异。**这个问题我不展开说，但我根据自己的了解，告诉大家肥胖者运动的第一要诀是当心伤阳的一些事宜。

我知道有几个人，就是经常晚上跑步，跑的距离还很远，大量地出汗，长年下来以后，出现什么结果呢？心率越来越慢，有的还安上了起搏器，心率只有二三十次了，不安起搏器不行了。为什么会这样？晚上本来该休息了，但是却跑很远的路，汗多伤津液，而中医学认为津液是阳气的载体，津液耗伤得多，那么阳气自然也就耗伤了，所以这几个人越跑出汗越多，越跑越怕冷，最后心阳耗伤，表现最明显就是心率慢，过犹不及啊！

汗多伤阳，这在《伤寒论》里面有明确的提示，**汗是阳气的载体，汗出过多，阳气就会损失。**我们都有体会，比如夏天出汗过多，大家可能会觉得乏力没有精神，就是这个道理，所以说伤阳就是伤津液，这几个人越跑越出汗多，出汗越多，那么阳气越虚，在表的阳气越虚，这不管是哪种类型的肥胖，都是不合适的。也许体重得到了一定的控制，但是我们的身体受伤了，内部受伤了，当时显现不出来，时间长了或者年龄大了以后，就会表现出来。所以我们不管是为了锻炼身体还是为了减肥，不建议过度地大量运动，即使通过这种方式我们的体重下来了，但是身体受伤了，还不如不减肥呢！所以，运动贵在适度，要量体裁衣。

虚胖的人也是这样，本来就是虚，就不要通过大量的掠夺性锻炼来伤身体，这个要特别注意，那样只能越锻炼越虚，本来就是由虚导致的肥胖，那就更加虚了，将来会更加肥胖。虚胖的人要注意适当的活动，比如散步、爬爬楼，或者上班不远的就步行，这是很好的，锻炼也不能过量，不适合的人大量地锻炼是伤身体的。实胖的人可以适当锻炼，但是要掌握度，虽然说我们用西医学认识肥胖，是脂肪积存了，通过运动可以促进脂肪的燃烧，但是我们要想一想，为什么有些人也是吃得比较多，同时吃多了也不运动，但是他们就是不胖？这是为什么？而我们也吃得多，但是吃了就胖？原因就是**我们的身体有不平衡的地方，有不协调的地方，这是我们发胖的根源**。这个根源我们要认清，因为这个根源，不但影响着我们的体形，同时也影响着我们的健康，认清根源我们才能避免舍本逐末。

运动量没有绝对的标准，一方面可以根据自己的主观感觉，运动到有点累的时候就比较合适，另外有一个比较科学一点的方法，就是心率监测。心率监测与年龄有关，合适的运动心率是：170 减去年龄，一个 40 岁的人，合适的运动心率是 130，而一个 60 岁的人，他合适的运动心率就是 110，超过了这个合适的范围，就要防止运动伤害。

节食减肥不可取　挨饿更易致脾虚

市面上有不少减肥的书，也有很多人在实践中不断总结心得和经验，比如：

有的人认为只要低脂饮食就可以减肥，所以只吃素食。

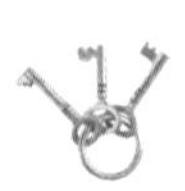

有的人认为一天只吃两顿饭就可以减肥，所以践行古人所说的“过午不食”。

有的人认为早餐是肥胖的根源，所以早餐就不吃。

有的人认为米面导致肥胖，所以吃饭基本不吃主食，只吃蔬菜水果。

有的人认为吃植物油不容易发胖，而吃动物油就容易发胖。

以上这些认识，每一点都有正确的成分，但如果作为减肥的行为指南，我们却可以说每一条都是错误的。

吃多少、吃什么、怎么吃，都可能成为肥胖的因素，但关键还是吸收机制。有的人吃的是很少，但有效利用的更少，“剩”下来的都储存起来，也就肥胖了。我们上面说到的虚胖，就是这种情况。多吃也肥胖，少吃也肥胖，有的人吃得很少也肥胖，他们说“我连喝水都长肉”，这就是属于比较严重的了。

特别**是减少正餐的次数这种情况，更容易导致虚胖的加重，原因是，本来这种胖就是因为脾胃虚，减少正餐更容易导致脾胃更虚**。因为虚了导致的肥胖，我们还在伤我们的脾胃，更虚就会更胖。

这里特别提出的是，有人不吃主食，只吃蔬菜和水果，这更容易出问题。我们知道，虚胖的人是偏寒的体质，就是偏于虚寒，既虚又寒。我们中医治病是用药物的寒热温凉的性质来纠正人体的虚实寒热的不平衡，药食同源，其实我们平时吃的许多食物都是可以作为药物的，有的根本就是我们常用的中药，所以我们要通过食物养生，一方面要知道自己身体的寒热虚实的情况，同时还要了解食物的寒热温凉性质。

我们主要关注一下性质偏于寒凉的蔬菜和水果，如果是属于虚胖，一般要尽量避免长期大量地吃这些蔬菜和水果，详情请参见附录《食物寒热温凉性质表》（附录二）。

寒性的水果：火龙果、梨、杨桃、山竹、草莓、枇杷、香瓜（甜瓜）、西瓜、柿子、香蕉、柚子等。

寒性的蔬菜：蕺菜（鱼腥草）、番茄、佛手瓜、西葫芦、葫芦瓜、菜瓜、竹笋、海带等。

极端减肥是自残　花样越多越受伤

网上有很多关于“终极减肥”的鼓噪，甚至有宣传好莱坞明星的“极端减肥法”，在我们的现实生活中，的确有不少人为了减肥无所不用其极，我对此非常忧虑。极端减肥方式和方法很多，这里就说我见得比较多的两种。

首先是滥用减肥药。

我们知道现在许多的减肥药物、保健品是通下、攻下的。按照我们中医对于疾病的认识，这个方法并不适合所有类型的肥胖患者，比如我们最常见的虚胖就不适合。我们用了这些攻下的药物，只能是越治越胖，因为本来这个胖就是因为虚，我们再攻就会再伤正气，只能越攻越虚，也就是越攻越胖了。

我认识一个朋友，她也属于虚胖，她是又吃中药又吃减肥药，还拔罐，有时还自己拔罐，还放血，恨不能把知道的方法都一起用。结果非常糟糕。本来就属于虚，这个虚在里面，本虚标实，所以越治越虚，越治越胖。

许多减肥药，只是一味标榜减肥效果，迎合的就是消费者的求瘦心理，而消费者也不管吃这些药对自己有什么弊端，许多人吃减肥药，阶段性达到了减肥的效果，但最终的结果呢？有的是反弹了，有的是把自己的身体弄垮了。

其次是采取一些“妙法”减肥。

我有一个邻居，是公司的白领，特别在意体形，其实从我们的观察来看，不算太胖，但她“严格要求自己”，她最喜欢听的话是“你怎么这么瘦啊？”你要这么说她，能看出来她比较得意，还会回应你：“瘦吗？没有最瘦，只有更瘦啊！”她老公说他家粮食经吃，因为她几天都不好好吃

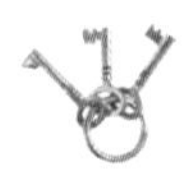

一顿饭，连蔬菜水果也都吃得少。有一阵子她听说喝茶减肥效果好，就狂喝茶，坚持了很久。有一次我回家在车库碰到她，看她走路发飘，走出车库，在正常光线下看她脸色蜡黄，就跟她开玩笑："士别三日当刮目相看，这话真适合你。"因为我们很熟悉，开玩笑就无所谓，她也知道我是打趣她减肥，就跟我说正想调理调理，我也跟她严肃地说，现在调理还来得及，要是你像现在这样再过几个月，我可能都没本事调理你了。从那个星期开始，调理了一个多月，总算恢复了精神头，我每次给她开方都要给她上一课，她也算明白了，减肥不能瞎减，有时候女人所谓之肥胖，八成是心理作用。

我这位邻居后来又介绍她的一位同事来我这里调理。她减肥就更绝了，采用一种"探吐法"，就是吃了饭以后，再想办法把它吐出来，她是听说那样效果好。可不是吗？强行探吐，而且是反复探吐，会产生恶心感，形成条件反射，食欲迅速降低。给她调理了一阵子，互相也熟悉了，我跟她开玩笑，说你们这些人真是为社会做贡献，吃减肥药让一些人发财，又来医院看病，当医院建设"投资"者。她也开玩笑说，你要是调理不好，将来死了我要留个墓志铭，写这么两句话"生为惊羡身材，死因减肥不懈"，我说我加个横批"悔之晚矣"。当然，很多人都还没到"悔之晚矣"的地步，因为在减肥过程中多少都有些觉悟，觉悟了就好办。

心血管病九因素　其中肥胖排第五

前面说到的几个减肥的反面教材，是她们不算肥胖还减肥不休，但现实生活中也有另外一种极端的例子，就是他们够到肥胖了，但满不在乎，这也是不好办的。

这个肥胖，是一个症状，同时也是一个信号，明明白白地告诉我们大家，我们的身体有问题了。有些人却不这么认为，觉得就是胖一点，没什么了不得，但实际上，因为肥胖而"了不得"的情况非常普遍。

INTER–HEART 国际组织根据对全球 52 个国家的一项调查，列出了心血管健康的9大危险因素，腹型肥胖（就是我们平时说的“将军肚”）排在血脂异常、吸烟、高血压、糖尿病之后，名列第五位。我国原卫生部心血管病防治研究中心也做了一项研究，总结了我国居民心血管健康的五大危险因素：高血压、吸烟、血脂异常、腹型肥胖、糖尿病。其中，肥胖作为病因或者诱因的主要情况包括：

BMI大于25的人群，患糖尿病的几率是正常人的4.4倍；肥胖病程超过10年的人群，患糖尿病的比例超过40%。

肥胖是血压高的重要诱因，体重每增加10kg，收缩压和舒张压分别上升3.0mmHg和2.3mmHg。

BMI每增加1个值，男性心力衰竭危险性增加5%，女性增加7%。

BMI每升高2个值，冠心病发病率增加14%；脑卒中（俗称中风）发病率增加16%。

以上列举的只是肥胖对心血管健康的危害和威胁，实际上还会对消化系统、呼吸系统乃至生殖泌尿系统的健康构成不同形式和程度的威胁。另外，很多肥胖者下肢负担比较重，许多人年龄大了以后，下肢的关节就承受不了，出现关节的退化。这些情况在我们中医临床中也很常见。

调理肥胖觅中医　药疗食疗两相宜

我前面说过，中医看待肥胖有虚实之分，虚胖和实胖形成的原因和机制不同，因此调理的手段也不相同。总体来说，如果肥胖的程度较严重，可以经过专业的中医药物来调治；如果是一般的肥胖，可以自己改善饮食结构进行调治。

虚胖的治疗，相对难一些，也容易反复。为什么会这样？可能许多人都有这种经历，我们按照上面的判断属于虚胖，但是治疗的方法用了很多，就是减不下来。这是因为，**根源虽然是虚，但是由于虚，会产生水饮、血瘀、痰湿等因素，这些因素瘀滞的时间长了，还容易化热，从而形成这种虚实夹杂的情况。单纯的补不行，泻更不行，进退两难，所以我们**

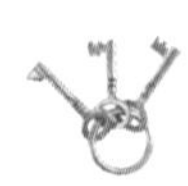

用了许多方法，效果都不行。我就遇到过这种情况。有一个患者，她是虚胖，实的表现不明显，刚开始用了一些调补的药以后，反而食量增加，体重增加，后来把补泻的药重新调整后，效果才好起来。

由于有些人使用了许多方法，又是减肥药，又是保健品，平时也是刻意地过度节食，把本来简单的问题搞得越来越复杂，往往是虚实寒热夹杂，解决问题就要花很大的气力了。

一般的实胖就夹热，虚胖是因寒和湿。那么我们可以通过食物来调整自己的寒热虚实。实胖的人可以适当多吃一些性质偏于寒凉的食物，虚胖的人要注意多吃一些温性的食物。养生养生，还是一个养，不是恶治。

现在我们能够找到许多针对肥胖的食疗的方法，这个我们一定要鉴别，一个是鉴别自己的情况，如何鉴别就是先分虚实，上面我们讲到了，再就是根据自己的虚实情况适当选用食品或药物。

虚胖的人要记住一点，就是一定要少吃生冷食物。为什么这么说呢？因为脾胃有三怕，一怕生，二怕冷，三怕撑。怕撑很容易理解了，就是不能吃得太多，吃太多了伤脾胃。生，就是指那些可以生吃的瓜果蔬菜，比如苹果、梨、黄瓜、西瓜等。生活中有些人总认为吃水果可以减肥，于是拼命地吃一些瓜果蔬菜，主食反而不吃了，其实这样做相当于“引狼入室”。**不吃主食，气血无法生成，脾胃的功能就会降低，这时你再一个劲地吃生冷食物，只会让脾胃“雪上加霜”，不但没把身上的赘肉减下去，反而把身体给糟蹋坏了。**

冷的是什么呢？比如说冷米饭、冷熟食、冰镇饮品、冷饮等，都属于冷的食物。此外凉水也被列入此类，这就是有些人喝凉水也会发胖的原因，长期喝比较浓的绿茶等性质寒凉的茶也是不合适的。

为什么要特别注意避免食生冷呢？要是按照咱们中医的脏腑理论，脾胃是喜温恶寒的，寒的食物就伤脾胃，造成脾胃更加的虚弱。我们可以换一个角度来考虑，就是这个食物、饮水，都属于阴性的，这个阴性的水饮的运化，需要我们阳气的温运，久食生冷伤了阳气，就会造成温运水液的功能越来越低下，同时也导致废物难以及时排除。

如果吃了生冷的食物怎么办呢？教你一个补救的办法，取一些食盐用锅炒热，然后装入纱布袋中扎紧，放在脐上三横指（下脘穴）处，这样就能起到暖脾散寒的效果。如果家里有暖手宝的话，也可以用暖手宝来取代食盐。如果有条件的，采取艾灸的办法更好，艾灸有温中散寒的功效，加上火的温热作用，可以达到更好的温中散寒、止痛的作用，对于腹痛、痛经都有很好的疗效。如果是比较怕冷，大便溏泄的，可以灸中脘穴和关元穴。实在没有的话，暖水袋也可以。

现在我介绍两个对抑制肥胖有一定效果的食疗方案。

实胖者可以用西瓜皮，选皮比较厚点的西瓜，去除里面的西瓜肉，留红白相间部分，外皮去掉，切成条或片加少许盐，将浸渍出的水倒掉，加几滴麻油和醋即可。

实胖的人用荷叶茶，也是有一定效果的。中成药里面用枳实导滞丸也是可以的（大黄、枳实、神曲、茯苓、黄连、黄芩、白术、泽泻）。

虚胖者用山楂。山楂性微温，可健脾消积，取30克山楂去核，熬成非常浓的山楂羹，每天晚上吃一小碗，对消除虚性肥胖是有帮助的。即便都是虚胖，但是仍旧有体质的不同，如果有不适，可以停止。由于山楂是酸的，如果有胃溃疡等疾病的人不适合用这个方法。

小胖墩未来堪忧　做家长未雨绸缪

最值得我们关注的是现在普遍存在的儿童肥胖。这个问题包括两个层面，一是我国存在大量的肥胖儿童，这将构成中国的公共卫生问题；二是对肥胖的儿童个体来说，是巨大的健康隐患。

目前，我国儿童肥胖率正在赶超美国，我国肥胖儿童达1200万，7至22岁城市男生超重和肥胖检出率分别为13.25%和11.39%。越是大中城市，儿童肥胖的情况越严重。美国有30个州的儿童肥胖率超过30%。北京市城区男女生的超重和肥胖率已经达到27%和15.9%（男女平均21.7%），上海对杨浦、宝山等区5700多名二年级至四年级小学生的调查显示，肥胖和超重发生率达到36%，比多数西欧国家、加拿大、澳大利亚等发达国家还严重。小学男生的肥胖率已经接近美国20世纪90年代初期

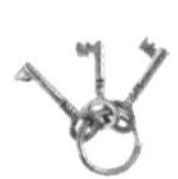

白人儿童的高水平，在世界上处于“先进水平”。

儿童肥胖严重危害和威胁着他们的身心健康。肥胖儿童身体抵抗力相对比较低下，容易罹患消化道及呼吸道疾病。儿童肥胖潜伏高脂血症、脂肪肝、高血压等的危险性增大。部分儿童会因肥胖导致性发育障碍，男孩出现隐睾、乳房膨大等性器官和性征发育障碍；女孩则出现性早熟或月经异常。导致其成年后的性功能障碍和生殖无能。肥胖还可以影响儿童的头型发育，还容易长成X形或O形腿、扁平足。

肥胖儿童还会伴生一些其他的家庭或社会问题，比如生活自理能力下降，许多儿童到了一定年龄以后会对来自外界的肥胖歧视比较敏感，有的会因此自卑，有的则会产生仇恨或报复心理。

儿童肥胖的形成原因并不复杂，大部分是饮食和生活方式造成，快餐和零食让孩子过了嘴瘾，但增加了肥胖的危险，过度的营养带给孩子的不是健康而是安全隐患。一句话，许多孩子的肥胖都是父母造成的，原因是太过溺爱和娇惯。

尽管肥胖儿童越来越多，但很多家长认为，等孩子长大一些，肥胖就会自然改善。这种观念是错误的。对于儿童的肥胖，如果不加以控制或干预，可能待儿童长到青春期的时候，肥胖会愈发加重，再想减下去就更加困难了。

如果家长感到自己孩子的肥胖已经成为问题，并且下决心扭转，要注意循序渐进，三五年养成的肥胖，不能指望在几个月、一年半载就瘦下去，要一步一步地来，在这个扭转的过程中，可能会带来孩子心理的一些变化，也要加以注意。

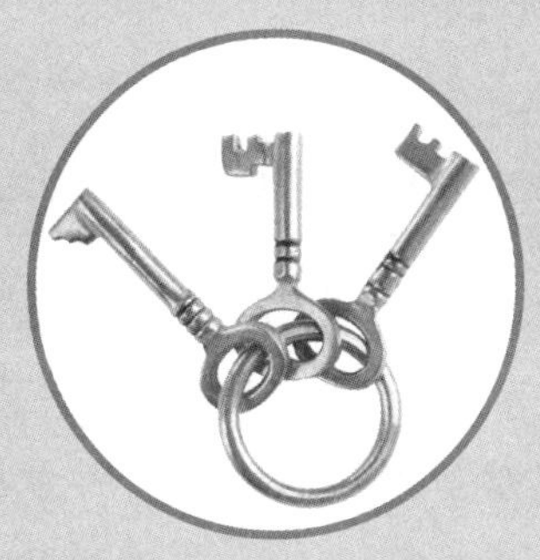

第六章 高血压

高血压是慢性疾病，刚开始患高血压，未必有太多的并发症，但长期高血压基本上都有并发症，据统计，约有三分之二的高血压患者需要联合治疗。用中医治疗高血压，一是要分清自己体质的寒热，二是要辨明高血压的虚实。

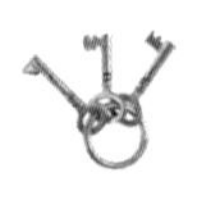

我在北京电视台《养生堂》节目做讲座的时候，编导和我商量节目内容的时候，都想到要讲讲高血压，但这个题目怎么讲，却让我煞费苦心，包括写作本书这一章的时候，我也是觉得有很多困扰，不是说我作为一个医生存在对高血压的困扰，因为我治疗高血压是有一些经验的，之所以有困扰是当我在电视上对观众或者我作为一个作者对读者的时候，不知道该怎么讲最合适。讲给高血压患者和讲给没有高血压的人是不同的，他们的关注点不一样；用西医讲还是用中医讲也不一样，两者的思路不同，方法也不同。

经过反复的思考，我形成了这么一个准绳：防治兼顾、中西结合。这是我做节目、写书的原则，也希望成为读者对待高血压的原则。或者，再文雅一点地说，我写这部分内容，就是想让大家都走出高血压的困境，让没有患有高血压的人认识到高血压离自己并不远，引起重视，让患有高血压的人认识到高血压也是可以离自己而去的，从而树立治疗信心。

疾病大户高血压　患者遍布亿万家

“高血压人口”是指有高血压症状或疾病的人数。我国究竟有多少高血压人口？并没有精确的统计，2009 年 4 月在广州举行的第二届全国社区高血压规范化治理论坛上，一个报告指出中国现有高血压患者 2 亿人，从最近几年数据变化来看，我国每年都有 1000 万左右的新增高血压人口。

高血压人口的基数大、增幅大，是我们高血压疾病的基本面，我国高血压病的特点是知晓率低、治疗率低、控制率低。这几个都是公共卫生概念，可以衡量一个国家或地区、区域在某些疾病的防治和健康教育方面的状况。知晓率是指一定范围的人群知道自己患有某种疾病的比率，我国高血压病知晓率一直徘徊在 30% 左右，也就是说有七成左右的人不知道自己有高血压，他们可能在某次相关检查中被告知有高血压。我国的高血压治疗率一般在 25% 左右，而控制率多年来在 7% 左右徘徊，欧美国家的高血压实际控制率超过 50%。

由于上述的基本情况，我国居民深受高血压的压迫，著名的心血管病专家胡大一教授在他的《国人健康手机号》一书中，把高血压称为“国人第一疾病”，这是很有道理的。

测量血压很容易　最重要的是静息

前面说了，有约 70% 的人不知道自己有高血压，而另外也有一种情况，有些人老怀疑自己高血压，有的人测了一次血压——高，就要求开降压的药，还有的人因为家里有人是高血压，有降压药，自己拿起来就开始吃了。这实际上也是不了解高血压。

高血压如何诊断呢？西医上的说法是：静息 5 分钟以上，2 次以上非

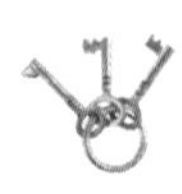

同日测得的血压≥ 140/90mmHg 可以诊断为高血压。

这里面的几个概念都很重要。

静息。两个因素，一个是静，一个是息。静是指心里安宁，没有思虑一些烦心的事情导致情绪激动。你要是测血压的时候，家里人突然打电话给你，说你的彩票中了大奖，你要测量血压肯定会高。人的血压值跟情绪关系很大，这反过来就是说，高血压患者，情绪控制很重要。息就是没有运动，你跑步后来量血压，也一定会高。

5 分钟。实际上最好是在量血压之前 30 分钟内都不要运动，之所以说 5 分钟以上，那是因为去医院测血压，你基本上都能做到几十分钟内没有运动，你要挂号、缴费，要排队，几十分钟就过去了。5 分钟保持安静一般也够了，但如果你排队的时候，和插队的人吵了一架，或者看见排长队，对医院的服务生气，那你就得用长一点的时间来“静”。另外，在测血压前半个小时之内不要吸烟、喝咖啡，不要憋尿，这几个因素也影响血压。

2 次以上非同日测量。一般断定高血压都要测量 3 次以上，而且不要在一天之内多次测量，一个人的血压在一天之内的波动较大。

血压≥ 140/90mmHg。mmHg 是血压的单位，读作“毫米汞柱”。血压是一组数据，斜线前面的是收缩压，俗称高压，斜线后面的是舒张压，俗称低压。收缩压和舒张压含义不同，收缩压是反映心脏收缩力的大小、心排血量的多少及大动脉的弹力；舒张压是反映外周血管的阻力及动脉壁的弹性。

高压和低压一起来衡量一个人的血压状况，两个数字实际上是三个数字，高压、低压、压差，压差就是高压值减去低压值。人的压差有一个合理的范围，一般是 20 ～ 60mmHg，如果压差大于 60mmHg，就是压差过大，如果小于 20mmHg，就是压差过小。

上述的因素综合起来就能判断你是否是高血压。一般都可以根据测量来判定，不过也有极端的情况，有一种人，一给他扎袖带就紧张，血压就往上升，这是一种条件反射式虚假血压；有一种人则相反，他的血压有“瞒报”功能，一测量就正常，实际上血压高。所以我们还要了解高血压一些比较常见的症状，比如：头疼、眩晕、耳鸣、心悸气短、失眠、肢体麻木、口干、口苦、胸闷、两胁不适、大便不畅等。

高血压多并发症　牵连最多是肾病

高血压既是病，也是症。当高血压作为病的时候，它的一些典型症状如头晕、头痛、抽搐，会给人带来困扰和隐患。同时，高血压也是许多疾病的诱因，也就是血压会有许多疾病伴生，所以有一种说法，高血压不可怕，可怕的是并发症。

高血压是慢性疾病，刚开始患高血压，未必有太多的并发症，但长期高血压基本上都有并发症，据统计，约有三分之二的高血压患者需要联合治疗。

那么长期高血压会出现哪些并发症呢?

首先是心脏病。长期高血压会加大左心室泵血的阻力，使左心室处于超负荷状态；同时高血压会损害冠状动脉血管，发生粥样硬化。上述情况会导致心律失常、心绞痛、心肌梗死、心力衰竭。

其次是导致脑卒中，也就是我们常说的脑中风。因为脑部血管壁较薄，硬化后更为脆弱，血压波动容易导致脑血管痉挛、破裂，导致脑出血，发生出血性或缺血性脑中风。低压高的人，发生脑中风的概率更高。吸烟也会增加高血压患者患脑中风的风险。

再次是导致肾脏病变。一般 5 ～ 10 年高血压病程的人，肾脏都有不同程度的问题，严重的会发生尿毒症或肾衰竭。

还有，约 70% 的高血压患者并发糖尿病，约 30% 的高血压患者血脂异常。

我作为一个医生，以前对血压的并发症只是停留在一般的学术研究层面，我一个高中同学、一个患者和一个老师的经历让我对这方面特别关注。

我那高中同学，年龄和我差不多，大概在 10 年前，那时的他比较肥胖，自己查血压，200/110mmHg，高压、低压、压差都严重超标，但是症

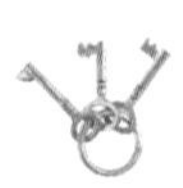

状也没有那么明显，只是感觉有时头晕。仗着也年轻，就没有怎么在意，后来家里人一直劝他，自己也觉得血压太高，就专门到北京的一个医院来看。到了门诊，挂号排队也费了很大的劲，好不容易排到了，也不知道什么原因，测血压的时候都在正常范围，他当时也觉得纳闷，说等等，我一会儿再测一次，过了一会儿回来测还是正常，当时医生就建议他监测血压了，所谓监测就是定期测量。这次专门到北京看病，折腾得够呛，最后还是无功而返，回去以后也没重视医生建议他监测血压的事情，一是工作忙，二是嫌麻烦，一直就没怎么理会高血压的事。这是他后来告诉我的，后来我知道这事，就是因为他打电话，说在北京住院呢，准备换肾。说两年前就已经由于高血压肾病逐渐加重而成为尿毒症了，一直在做透析，当时就决定做肾移植手术了，就是因为很长的时间血压一直比较高，直接对肾脏动脉造成的损伤，这是造成肾脏损害的主要原因，而临床上肾病继发于高血压病的患者很多，叫高血压肾病，这种平时不重视高血压，后悔莫及啊！

我以前在急诊工作时遇到这样一个患者，60 岁，当时他是头晕得厉害，在家里查血压也高，就被送到医院。病情比较重，是用平车送进来的，这个我印象很深，当时我就问他有什么不舒服，他说就是头晕，头晕起来是天旋地转的，平时也不太知道有血压高的情况。我就给测了一下血压，220/110mmHg，血压太高了！赶紧给开降压的药物吧，这么高的血压，不能拖，否则很容易出危险的。测完了血压，还没有来得及开药，这个患者就不对劲了，头痛还呕吐，看了一下，两侧的瞳孔都不一样大了，这个一般就是脑出血了！就是我们平时所说的中风。这个病就这么快，你看着就出血了，赶紧请神经内科医生来会诊，最后做了手术。

我以前有一个老师，他也是高血压，因为工作忙，平时也不经常测量血压，就连血压是多高都不知道。他就是当天心情不好，在讲课的时候，估计血压比较高，就在讲台上倒下了，后来检查知道是脑出血，送到医院也没有救活。这个就是太可惜了。

这三个人对我的触动很大，我对来这里看高血压的，如果病程较长，血压高得比较多，或者他吸烟、好酒，或者是脑力劳动者，或者看出一些其他的症状或征兆，我都要对患者说一番“狠话”，有时候，患者不高兴，但不高兴也得说，医生哄患者高兴不难，难的是把疾患的危害如实相告，而且还要让患者留下印象，让患者重视起来。不少患者在我给他看病很长时间以后给我来电话，感谢我当初对他说“狠话”。

中医治疗高血压　三大优势锦添花

可能大部分的高血压患者都是找西医治疗高血压，这也很正常，中医里没有高血压这个病名。很多人不知道中医也可以治疗高血压，这就有点不正常了。

在西医学中，血压现象的发现是 17 世纪上半叶的事，也就是相当于我国明朝崇祯年间的事情。最初发现血压现象的是生物学家和物理学家，后来医学界借用了这一成果。也就是说，西方发现血压距今不到 400 年，在医学上应用的历史更短。

而在中医学中，先人们对付与西医学中高血压类似的疾病，有数千年的历史，我说这话与民族自豪感无关，我只是说，中医有治疗高血压的历史或者说经验。这也不是说中国人就比外国人聪明，而是说在中国的古代就已经出现高血压这种病了，既然有这种病，医生就要想办法治疗，就这么简单。

早在《黄帝内经》中，就论及了类似于高血压病的有关疾病，只不过那时没有血压的说法。

《素问·生气通天论》曰:“阳气者，大怒则形气绝，而血菀于上，使人薄厥。”

《素问·调经论》曰:“血之与气，并走于上，则为大厥。”

《素问·至真要大论》曰:“诸逆冲上，皆属于火。”

这些讲的都是类似于高血压的病症。在中医发展历程中，有大量治疗高血压症状的经验。《金匮要略》中的三黄泻心汤、《外台秘要》中的黄连解毒汤、宋朝医家根据经方改造的温胆汤，还有黄芪桂枝五物汤、大柴胡汤等都是治疗高血压的方剂。当然用这些方剂治疗高血压不能拿来就用，

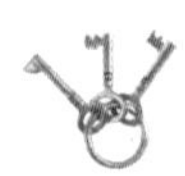

要经过辨证。

中医治疗高血压，有几个很重要的优势。

一是可以明显改善症状。中医治疗主要着眼于症状，特别是用经方治疗高血压，是根据患者的症状来考虑用药，而不完全从血压的角度来考虑用药，这个思路有所不同，但是同样可以降压。高血压常见的症状，都是很典型的症状，中医治病就是治疗这些症状，用药以后，症状缓解了，高血压病也就得到治疗了。

二是可以调整体质。中医治病从症状着手，但要考虑整体，可以降血压，但不仅仅着眼于降低血压本身，中医治疗属于综合治疗。

三是可以控制和防止疾病的发展。高血压怕的就是“发展”，尤其是对于并发症，中医能起到一定的“拦截作用”。

客观地说，现在的中医中药“西化”的现象比较严重，不仅是用西医药理来评价中药的作用，分析其有效成分、作用靶点等，甚至用西医的治疗思路去指导中医开方用药。这样就已经不是纯粹的中医药治疗了，而在这种思路的指导下，势必不能充分发挥中医药的治疗优势。比如对于溃疡病患者，按照西医理论加入一些据理论研究有抑制胃酸分泌的中药，对于脑梗死患者，加入一些活血化瘀的中药。还有采用这种思路和方法来降血压的，现在有一种方法，就是参考了西医降血压的思路，用一些利尿的中药、用一些活血扩张血管的中药，用一些对于减慢心率方面有作用的中药，这个思路我以前见别的医生用过，经过观察后发现效果不好，在反反复复的临床实践中，我认为还是用纯正的中医思维——比如三把钥匙辨证治疗高血压效果更好。

三钥匙解高血压　寒热虚实分别抓

分虚实仍然是辨证施治高血压的第一把钥匙。

我曾经有一个患者听说用菊花泡水喝可以治疗高血压，于是每天猛喝菊花水，可结果却出现头晕呕吐的症状，血压不降反升。

菊花有显著扩张冠脉、增加冠脉流量的作用，因而是有一定的降压效果，但依靠单味菊花来降压，我在临床中没有发现其有明显的效果。以辅代主，是这位患者犯的一个错误，但这个错误性质不严重，就像我们要吃饱肚子，最好是吃主食和菜，但吃零食也是吃饱的，至少是感觉吃饱，用菊花水降压，就像吃零食填肚子的道理是一样的。他犯的比较严重的错误是没有辨明自己的体质，从而与菊花“犯冲”，他是虚寒体质，而菊花的性质是寒凉的，这就“雪上加霜”了，头晕呕吐就在情理之中。

我们用中医治疗高血压，一是要分清自己体质的寒热，二是要辨明你的高血压的虚实，高血压的虚实跟我们的体质有一定的关联，比如说你口干、口苦、声高气粗、心烦急躁、吃饭多、大便难，一看就是个实证，那么你的高血压是实性的高血压；相反，你是个虚性体质，高血压也多是个虚性的高血压。所以，高血压治疗的时候一定要辨别寒热、虚实。

实性高血压表现：头痛眩晕、头重、胸闷腹胀、面红耳赤、口苦咽干、舌红易怒等。

虚性高血压表现：头晕目眩、腰膝酸软、心悸气短、神疲乏力、头重脚轻、面色苍白、大便溏薄、耳鸣失眠及舌红少苔等。

辨明了高血压的虚实之后，总体思路就是，实性高血压就清、泻，虚性高血压就温、补。比如判定是实性高血压，比如大便也不通，就可以考虑用一些有清泻作用的药物。当然如果是药疗，医生开方会有一个配伍问题，我们患者不能开方，但可以在医生指导下，根据自己的体质采取一些食疗手段，作为药疗的补充。

我曾经有一个患者，有高血压，同时有口干、口苦，胸闷，大便也不痛快，我给他用大柴胡汤，治疗的时候“不去考虑”血压问题，但我有充分的信心，我把他的这些症状也缓解了，血压也降下来了。因为血压也是整体的一个表现，对于这个患者来说，血压和口干、口苦等症状密切相关。这个就属于实性的高血压，大柴胡汤和泻心汤就是具有清泻作用的方剂。

最近有一个患者，他是因为头晕耳鸣来看病的，其实他当时也是高血压了，但也没有吃什么降压的药，不过没有告诉我他平时血压比较高，我就从中医的角度辨证用中药，治疗他的头晕耳鸣。后来他说，头晕耳鸣好

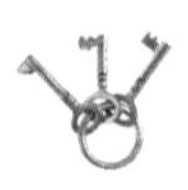

了以后，量的血压也下来了。可见中药是可以降血压的。按照我们的三把钥匙，这个属于半表半里和里的比较多，有里虚的也有里实的，并且往往是交错出现，比较复杂。这就需要比较熟练地掌握三把钥匙的原则。

自行用药把方向　体质因素要考量

现在我们学习降压知识的途径比较多，大家自行用中药的很多，有的是从朋友那里听说某种药物治疗高血压效果好，就自行购买服用，这样的方式我不太提倡，除非你自己真的研究透彻了。如果你只是看了一个介绍或者听说别人用了有效，你就拿来用，也许会出问题，因为你的情况和别人的情况不一定相同。

我在门诊遇到这样一个患者，他听说决明子能够降压，就开始用决明子来泡水代茶饮，喝了有一段时间了，但是他的血压根本就没有降，反而更高了，同时也出现了腹泻。

这个患者的错误和前面说到的用菊花水降压的例子是相同的，前面的例子是没有辨明自己的体质，以寒攻寒，结果“不寒而栗”。这个患者的错误在于没有辨明血压的虚实。他是虚性的高血压，当时的情况病位在半表半里，病性是上热下寒，是一个虚实夹杂的情况，治疗需要调和寒热，但这个决明子是一个苦寒药，是清里热的，单纯用决明子清里热，当然对于治病没有好处，反而只有坏处，越吃越不好，降压就更不要谈了。

中医辨证是十分细微的，比如高血压患者很多都有头晕头痛，甚至还有点耳鸣，对于这个耳鸣，中医学认为还有耳鸣如蝉和耳鸣如潮的区别。大家虽然可能都是高血压，但是每个人的症状却不相同，这就是为什么几千年下来，中医的方剂都有严格的适应范围的奥妙。

还有，最近到中医门诊开三七的比较多，大家都知道三七是个常用的中药，对于心血管方面挺好，还有降压的作用，于是有很多人吃三七降压。不过我就看到一些人，根本不适合吃三七，因为他没有吃三七的适应证，吃了就不好。三七性温热，具有行血化瘀、消肿止痛的作用。阴虚内热之人不可服用，服用易引起头晕目眩、烦躁不安、口干舌燥等副作用，会导致病情更加严重！如果我们是实性的高血压，平时就口渴怕热，还单独吃性温的三七，是不是不合适？我们自己搞清楚了，就能判断。

我们用三把钥匙来认识疾病，算是执简驭繁，而有的时候有的患者，本身就病情复杂，再经过反复的乱治，这个病就更不好治疗，要找到病根，还是需要下点功夫的。这个对于专业人士来说，都不好说有把握，因为有些情况的复杂程度要超过最初的预期，所以更何况我们大家根本不是专业搞这个的。什么最重要，我们的健康最重要了，我们不要自己在没有充分了解的前提下，就乱吃药，这个容易损害我们的健康。大家多学习一些健康和保健的知识，是非常好的，也是进步的表现，不过我们不要乱用，还是要听专业医生的指导。

中医西医道有别　殊途同归降血压

我在北京电视台《养生堂》录制节目的时候，有现场观众就问我，血压降下来之后，该不该继续吃药？实际上这个问题以前也有患者问过我，看来有一定的普遍性，这里我来说一说这个问题。

一般服用西药降压，不要随意地换药，如果找到自己吃了也很适合的药物，不要老是换，胡大一教授在《国人健康手机号》也强调这一点。胡教授有个形象的比喻，高血压用药有两个忌讳，一是忌讳朝三暮四,二是忌讳见好就收。所谓朝三暮四，指的就是老换药，见好就收指的是血压一降下来就停药。

那么在现实生活中为什么很多高血压患者都喜欢换药呢？从我以及一些同行接触的患者来看，主要是对新药和贵药有迷信心理，高血压的药物也在不断更新，很多患者都认为新药以及昂贵的药疗效肯定会好一些。实际上这是错误的，我在“感冒”那一章也讲过这个问题。

我们用中药降压，治疗的方向主要是从症状角度，同时也用血压作为一个参考的指标，所以如果所有的症状都缓解了，同时我们的血压一段时

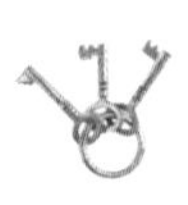

间很平稳了，可以停用降压的中药。因为中药是从人体的整体来辨证使用的，人体的整体状况得到调整了，并且各个方面都重新地归于平衡，我们就需要重新根据现在的情况辨证处方用药，这样方子就需要改变了，甚至某些情况下我们就可以停药。当然，还是要注意监测血压。

中药降压虽然有很多优势，但是用中药降压，特别讲究一个对证，如果不对证，效果就不太好，这对于医生的技术要求还是很高的。我就遇到过这样的情况，一些人在其他地方开的中药，目的是降血压，但是效果不够好，因为只是着眼于中药降血压，他不知道中药并没有单纯的降压药物，不像西药降压作用很明确，中药降压在于整体作用，人体整个机体情况改善了，血压自然也就降下来了。单纯地为了降血压而吃中药，适得其反，可能还会使血压升得很高，同时其他的症状也很明显，这个就有一定的危险，我们就要想办法，是换方子也行，加上西药也行，要保持血压的平稳，避免血压过高对我们的心、脑、肾等器官造成损伤。

单纯降压效不显　标本兼治是坦途

高血压是一个症状，按照中医的认识，高血压是一个表现，这表现出我们身体有一些不平衡、不协调，是全身的问题，而不单单是血压的问题，我们要解决血压的问题，同时也要解决全身的问题，这才是中医的整体观念。一方面我们要用降压药物，同时我们要注意平时对自己身体的养护。比如饮食问题、睡眠问题、情绪问题等，所有与我们平时生活相关的都可能会引起血压的波动。我们一边降血压，一边熬夜、大吃大喝的，这样血压能控制好吗？再说了，您这大吃大喝、熬夜也不是养生啊，现在这种情况还是有的，许多老年人，都已经退休了，有的喜欢看电视，有的人看得比较晚，天天熬夜，这给我们控制血压带来了很大的难度。治疗高血压不能单单靠药，这是懒人的做法，治疗高血压除了药物，还有很多很重要的非药物方面的因素，比如：良好的作息习惯，合理的运动方法，健康的心理等。

许多人都有高血压，我希望大家能够避免这些误区。高血压只是我们人体在内在因素作用下，内环境发生了改变的一个外在表现，所以我们在实际治疗中，应该降血压保护心、脑、肾等靶器官，但更重要的是发现引起血压增高的原因，去治疗这个本，应该标本兼治，这样才是最好的治疗。比如您口干口苦、失眠、便干的同时伴有血压增高，您只是用药控制血压，而其他不舒服的症状不去处理，您的血压能够控制得很理想吗?

另外，降血压也是个系统工程，饮食、运动是基础，低盐饮食、合理控制饮食、清淡饮食、合理运动、减肥等都是很重要的注意事项。实际生活当中，大家还有各种各样的误区，原则上我们要听从医生的建议。不过高血压是现在的一个难题，现在相关的医学专家正在进行积极探索，我们不要自己乱用药。

我可以给大家介绍两个小方法，来对付高血压，只要我们方向正确，都会或多或少有效果。

虚性的高血压，见到这些症状：头昏眼花，耳鸣，腰酸，畏寒，尿频数，或有下肢水肿，舌质淡嫩，脉沉。可以服用金匮肾气丸。

实性的高血压，见到这些症状：头痛眩晕，烦躁失眠，或有肢麻，爱吃凉的，或有口干、口渴、口苦，舌红，脉弦等表现。可以用夏枯草 10 克、菊花 10 克，水煎服，每天 1 剂，也可以泡茶饮用，连吃 1 周看效果。如有不适，即停药。

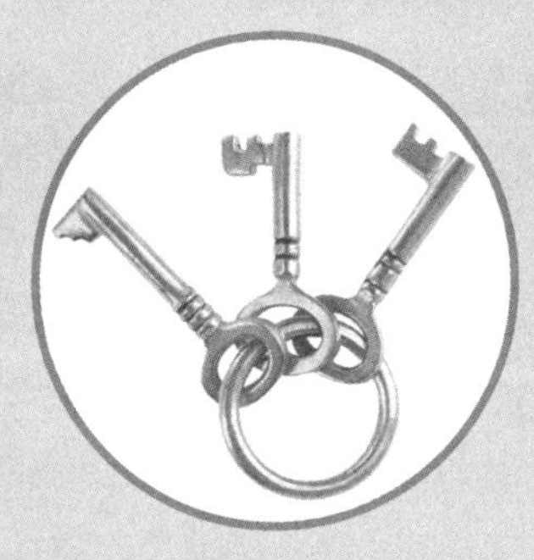

第七章
便　秘

便秘不是病，目前西医和中医都基本这么认为，但“治疗便秘”这个词却大行其道，说明在老百姓眼里，便秘还是病，至少具备病的一些特征。按照医学的解释，便秘就是大便在大肠内非正常停留。那么我们就必须搞清楚什么是正常的大便。

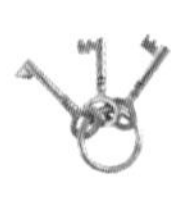

2009年春节的时候，我的一个朋友——人民军医出版社的金光印编辑送给我一本《大便书》，他送给我这本书的目的是想动员我写一本与日常生活相关的科普读物。我用大约四个晚上的时间把这本书看了两遍，这本书文字量很少，有大量有趣的插图，我之所以看得那么慢，是因为简洁优美的文字，以及生动的插图让我读到一定的时候就要停下来想很多问题。

《大便书》的文字作者藤田纮一郎博士是日本寄生虫研究的头号人物，他写完这本书的时候都65岁了，可是全书却给人童话般的感觉，他用孩提式的思路写出了一个严肃得让人难以启齿的问题——大便。

我自知以我目前的功力写不出像《大便书》那样经典的科普读物，但从那时我倒是下了一个决心，就是一定要为大众健康做点力所能及的事情。本书可以说就是这种决心的结果之一。

之所以在这里说上面这么几段，是因为这一章说的是便秘，我诚心向读者推荐《大便书》，看了这本书，对大便的理解就会翻一个身，即使你有便秘，也会有很不错的“疗效”。

好了，我们就此开始本章的话题。

莫说便秘不是病　便秘缠身真烦人

我一直没有想清楚，便秘这个词是怎么来的呢？从字面上理解倒是有那么几分形象，大便遮遮掩掩的不痛快，还让人难以启齿，这都有点“秘”的意思。便秘让人痛苦，这倒是肯定的。

便秘不是病，目前西医和中医基本都这么认为，但“治疗便秘”这个词却大行其道，说明在老百姓眼里，便秘还是病，至少具备病的一些特征。

按照最常规的理解，便秘就是大便不痛快，那么，不痛快到什么程度才算便秘呢？这需要有一个基本界定。按照临床的经验，就是2～3天或更长的时间一次大便，大便的频率无规律，粪质干硬，常常是伴有排便困难，就是拉不下来的感觉，如果说，你的大便具备以上特征，那很抱歉，你便秘了。

便秘最爱欺负老年人，老年人便秘很普遍，但是现在中青年便秘也很常见，儿童便秘也广泛存在，这又得套用那句俗话，“对付便秘要从娃娃抓起”。

大便作为人的两大“出口公司”之一，情况和规律都是比较复杂的，每个人都可能遇到过排便困难的情况，而且可以说，任何一次排便困难，都可能是身体发生某种病变的信号，但只有经常的排便困难，而且大便的次数极少才是便秘。

便秘很痛苦，是生理和心理的双重折磨。前面说了一般界定便秘的频率是2～3天一次，这里说的一次是指排便成功的次数，而不是指蹲马桶的次数。一般来说，便秘越顽固，蹲马桶的次数越多，每次蹲的时间越长。有些便秘者，每天要蹲几次马桶，每次少则十几分钟，多则半个小时以上。天啊！大好时光很多都在马桶上度过了，而且还是很不愉快地度过。

便秘的痛苦有些是可以描述和表达的，但痛苦到一定时候，恐怕就没有语言可以描述了。我曾经在百度上键入“便秘，痛苦”，显示1080万个网页，我大概用了一个星期的业余时间读了其中的很多文章，让我深受触动，便秘原来如此恶劣！

我看的这些关于便秘的痛苦的文章中，出现得比较多的词汇是：痛苦，沮丧，郁闷，烦恼，无奈，窝火，恨，要命，绝望，死。这只是不完全记录和归纳，再回想一下，平时门诊有许多被便秘所困扰的患者，这些字眼很多都是他们说过的，确实所言不虚，用这样一系列的悲观文字来描述便秘，便秘对人的摧残可见一斑。

细数便秘九宗罪　外损容颜内伤身

便秘的危害和困扰因人而异，轻度的危害在于生理方面，重度的危害则波及精神方面。原先曾经听说过一个白领女性因为顽固性便秘而想轻生，当时我想，有那么严重吗？太夸张了吧？后来看了更多的资讯，坚信完全可能。

从医学临床的角度总结便秘的危害，可以列出便秘的九大罪状。

一宗罪：容颜杀手。这对于青年男女尤其是女性来说，算是第一大罪。便秘患者由于粪块长时间滞留肠道，发酵异常，腐败后可产生大量有害的毒素，容易产生痤疮、皮疹，导致面部色素沉着。另外长期便秘者，整个脸色可能会蜡黄、苍白、发黑，唯独与红润无缘。所以，一些治疗便秘经验较丰富的医生会说便秘写在脸上。

二宗罪：扭曲身材。这好像是闻所未闻吧？毒素导致大肠水肿，下半身血液循环减慢，加上有些患者久蹲马桶，也会积累病变，容易形成将军肚和梨形身材。所谓梨形身材，是指腹部肥大，这也是危害较大的一种肥胖。

三宗罪：体臭元凶。毒素聚集严重者可引起口臭和体臭，这尤其让青年人觉得尴尬。

四宗罪：食不甘味。便秘可使腹部胀满，产生恶心、厌食、食而无味。从另外的角度看，人的饮食、吸收、排泄的链条断裂，也会影响胃口。

五宗罪：神经衰弱。便秘患者会有烦躁郁闷、心神不宁，有些患者会因此失眠等，前面列举了便秘会带给人们那么多负面情绪，神经衰弱就不难理解了。

六宗罪：并发疾病。便秘患者可并发肛肠病，如肛裂、痔疮、直肠脱垂等，还易患荨麻疹、哮喘等过敏性疾病。

七宗罪：诱发癌症。有害毒素持续刺激肠黏膜，最易导致大肠癌，便秘患者发生肠癌是正常人群的 4 倍。

八宗罪：伤害乳房。据统计，4 个便秘患者中有 1 人乳房细胞发育异常，长期便秘易发生乳腺癌。便秘者的粪便中存在一种致突变原，经肠道吸收后，可随血液循环进入对其相当敏感的乳腺组织，发生乳腺癌的可能性就明显增加。

九宗罪：造成猝死。特别是高血压、冠心病等心脑血管疾病患者，排便困难可使血压急剧上升，使得心肌梗死、中风等发生的概率明显提高，甚至会造成猝死。

从上述的便秘罪状来看，便秘虽不算疾病，但其危害比许多疾病都大。

肠道是个加工厂　大便正常看三样

我曾经想过很长时间，怎么描述便秘的机制或者说原理呢？我看了很多专业著述和论文，我当然懂了，但怎么样才能让读者很快就明白呢？《大便书》说得很生动，也很精确，这既是藤田纮一郎博士的功劳，也是插画作者寄藤文平的功劳。

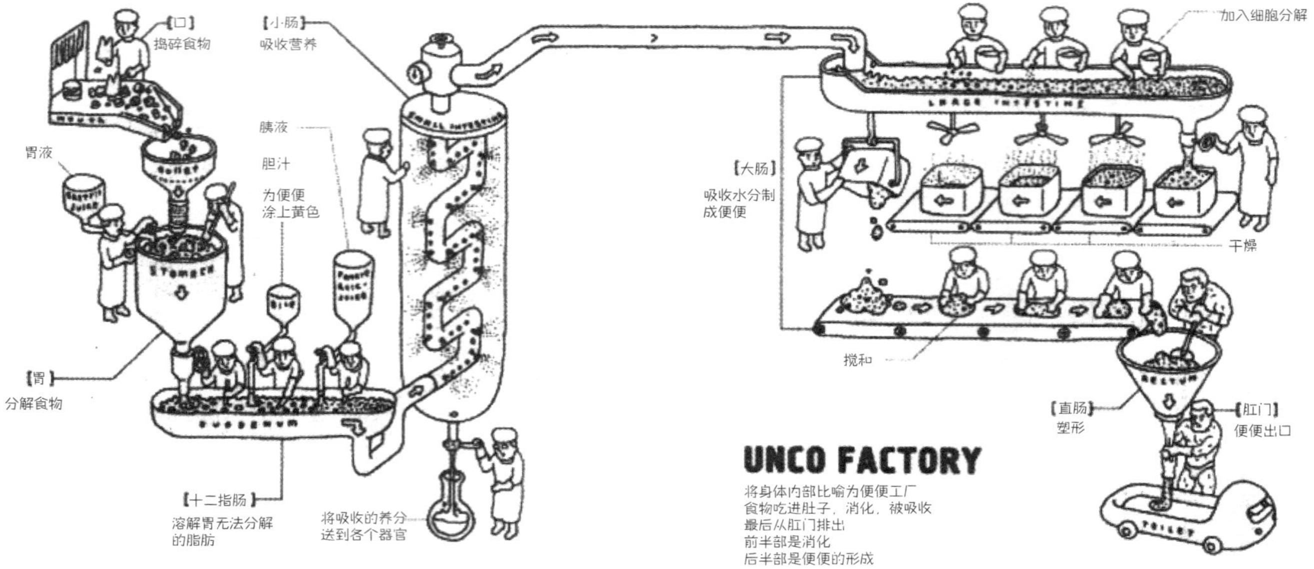

【口】
捣碎食物

胃液

【胃】
分解食物

【小肠】
吸收营养

胰液

胆汁

为便便
涂上黄色

【十二指肠】
溶解胃无法分解
的脂肪

将吸收的养分
送到各个器官

加入细胞分解

【大肠】
吸收水分制
成便便

干燥

搅和

【直肠】
塑形

【肛门】
便便出口

UNCO FACTORY

将身体内部比喻为便便工厂
食物吃进肚子，消化，被吸收
最后从肛门排出
前半部是消化
后半部是便便的形成

上面这个图解，就是寄藤文平画笔之下大便历程的艺术呈现，我想大家应该一目了然而且印象深刻。但我还是要画蛇添足地用文字简述一遍。

人吃的食物通过胃的消解，进入十二指肠和小肠，这就是消化，有益的物质被身体吸收，这个问题我们在脾胃病一章中说到了，有害物质——也就是我们常说的食物残渣——进入大肠，这个图的深意和新意在于，作者描述了一个大便“加工”的工作场景。作为日本寄生虫研究头号专家的藤田纮一郎博士，他有两个观点让我心仪，一个观点是“便便（大便）是人体的一部分”，另一个观点是“肠道是人的第二个脑”。他把大肠肠道智能化了，也的确，小肠要分辨有害和有益，而大肠要“制造”出各种形态的大便，的确是智能的，或者我们可以反过来说，你拉的大便是什么样，全靠大肠来把握，而大肠又是根据大便的原料（从小肠中来的）和你身体机能来确定“制造”出什么样的大便。

按照医学的解释，便秘就是大便在大肠内非正常停留。那么我们就必须搞清楚什么是正常的大便。大便正常与否一般包括这么几个方面。

一是排泄频率。最理想的频率是一天一次，中医的子午流注理论甚至说最好的大便时间是卯时，也就是早上的 5 点到 7 点，这是有一定的道理的。一是按照经络理论，此时大肠经活跃，利于排泄，二是这个时候承前启后，排完头天生成的大便，为新的一天的进食提供余地。当然，这里说的是最理想的频率，实际生活中很难这么刻板，一天一次为最好，密一点、疏一点问题也不大。

二是大便的形态。首先看是成形还是稀溏或者干结，理想的形是香蕉形，条状；其次要看颜色，理想的颜色是金黄色，如果是黑色、咖啡色、绿色等其他异色，都是有问题的；再次是看纯度，正常的大便呈泥状，没有明显的颗粒感，不带太多的杂物。

三是排便是否快和“净”。大便如果能在两三分钟“解决战斗”，5 分钟也还说得过去，但超过 5 分钟就不好了，至于有的人经常在马桶上打持久战，有的人习惯在大便时看书报，这就有问题。所谓“净”不是指大便本身，而是指拉得利索。有的人拉过一阵子，感觉意犹未尽，起身之后觉得没拉完，又蹲下去，也许又能拉出一点，也许什么都拉不出，如此反反

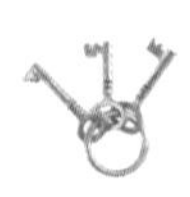

复复“拉锯战”，这都是不好的。

上述三点，每一点都和便秘有关。所谓之非正常就是，频率不正常，两三天甚至更长时间拉（出）一次；大便在大肠停留的时间过长就会变质；形态不正常，便秘一般都干结；大便方式不正常，老是拉不净，有大便残留在大肠中。

与便秘相关的，还有一个我们老百姓说得少的词——宿便，宿便的“宿”，字面上的两种意思都讲得通，老的、陈旧的，还有一种意思就是住下。宿便是便秘的结果，是很多病患尤其是病毒的根源。

大便就像水行船　水浅舟弱难顺畅

上面一节是讲便秘的机制，机制和原因不是一回事。从机制来看，便秘的主要“关节”在大肠，但每一个人便秘的原因是不同的，对于患者来说，弄清楚原因才是最重要的。

有人把大便比喻为河里行船，这个河就相当于我们的肠道了，船就相当于我们的大便。大肠一般情况下是通畅的，一般一天一次大便是属于正常的。如果河里的水少，那么这个船的行动就不太方便了，也就是说，如果我们的肠道太干了，那么排便就不会太通畅，这是一种情况，就是说“无水舟停”，我们要针对这种情况，只能是“增水行舟”。再一种情况就是这个船的动力不足，那么这个船行动起来也不顺畅。有一点需要强调，把船比作大便，但船的动力并不来自大便本身，我们拉大便不是高空抛物或者自由落体，大便这艘船的动力是肠道的蠕动形成推压，如果大肠蠕动的力量不足，我们的大便排出来也就困难了。而且，由于排便困难，大便在肠道停留超时，肠道也会越来越干，形成船行走不畅，这种恶性循环。所以便秘往往是长期的，至少不是短期就可以解决的。

接下来的问题是，肠道的滋润也就是供大便顺利排出的环境是怎么形成的呢？肠道蠕动的力量又是怎么形成的呢？肠道黏膜细胞会向肠腔分泌黏液，肠壁细胞会形成规律性的蠕动，是促使大便排出的重要因素。我们往往可以从这环环相扣的因果中找到我们便秘的原因。也就是说，只要找到大便出现干结的原因，或者找到肠道不润、无力的原因，便秘的原因也就找出来了。我们中医从症状出发，放眼全身，往往能够解决最本质的问题。

我有一个患者，他常年便秘，大概有十多年了，用了许多通下的药，开始有效，但是越用越没效。经人介绍找我看，我发现他有一些其他的症状，比如口干、口苦啊，我给开了小柴胡汤。几剂药下去之后，他来跟我说大便通了，特别高兴，问我有什么奥秘。我说没什么奥秘啊，我说你为什么大便干，是因为肠道里面缺水了，于是给你肠道里放水了。我这么跟他说只是一种比喻。他的肠道里缺水，但全身并不缺水，用三把钥匙辨析就是半表半里证。之所以肠道这里缺水，是因为津液水壅滞在上面，上面的问题解决了，那么水的通道也就打通了，水才能下来滋润下面的大便，大便也就没有那么干，就通畅了，这在《伤寒论》里面有明确的描述“上焦得通，津液得下，胃气因和”。古人对疾病的认识还是非常深刻的，考虑也是非常细致的，用得好，疗效也是非常好。

中医学认为造成大便不干而便秘的原因有两种：一是因气虚，二是因湿滞。

中医学认为中焦脾胃为生化之源，脾气主运化，主要是食物的消化和吸收。脾气不足，主运化就不灵，中焦气机斡旋无力，该升者不升，该降者不降，食物残渣停滞不下而便秘。另一方面脾虚不运，体内的水分不能正常地得到运化，导致虽然整体不缺水分，但是肠道里缺乏水分而便秘，这是虚秘的一种。

因为湿而便秘的，大便多溏滞不爽，便后多有残便感。中医学认为湿为阴邪，其性黏腻，易阻气机，便结在大肠而不畅快，湿易困脾，致脾不健运，运化无力，故排便不畅。其中最常见的，就是便后马桶冲水不净，当你发现这一现象时，一定要留意脾湿。

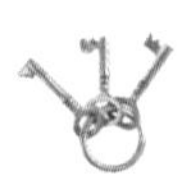

便秘极端是痢疾　物极必反见医理

西医把便秘分为急性便秘和慢性便秘，其中慢性便秘又分为结肠性便秘和直肠性便秘，结肠性便秘又分为机械性便秘和无力性便秘，大家从这个划分可以看出西医的一些思路。

在我国古代医学中，医家对便秘有着较多的分类方法，如张仲景在《伤寒论》中，将便秘分为阳结、阴结、脾约和津竭等。现代中医内科著作中，多将便秘分为热秘、冷秘、气秘和虚秘四种类型，而虚秘又包括气虚便秘、血虚便秘和气血俱虚便秘。无论是根据《伤寒论》还是根据中医内科学，基本上能把大部分便秘都包括进去，但实际当中，上述分类并不能囊括便秘的所有情况。这也就是我们手头有许多治疗便秘的药，并且我们也尝试了很多种方法，但是有些便秘总是得不到很好的缓解的重要原因。

经方大师胡希恕先生治过一个患者，这个患者 70 多岁了，她患的是痢疾，并且患痢疾 1 ～ 2 个月，治不好，胡老看了一下，摸肚子疼得很，舌苔很黄，经过综合辨证，胡老认为就是宿便不通造成的。患者是来看痢疾，胡老却看出了宿便不通，这就是“工夫在诗外”。胡老给用的是大承气汤，是一个泻下力量很强的一个方子，用了以后，患者拉了很多，可拉出来的大便如球状，干得很，掉到便盆里面当当响。这个就有人可能会提出来，拉痢疾怎么还用泻下的药啊？就是有这么一种痢疾，就是和停了很长时间的大便有关。人体有一种良能，就是能够发现问题，并且希望通过自己的方式来解除疾病，叫驱邪外出，就是想自己通过大便排出去，但是由于自己的能力有限，又排不出去，就出现了痢疾的表现，给人感觉像是虚，但其实是个实证。所以我们就要善于观察和分析，通过药物帮助人体来解决问题。这个病例就是属于这种情况。所以我们可以看出，分辨便秘虚实是有相当难度的，有时候连普通医生也很难分辨清楚，所以我们自己不要自作主张，乱用药。

三把钥匙解便秘　实性虚性分调理

我们大家对付便秘的方法很多了，大家也通过各种途径都了解了许多对付便秘的方法，什么喝蜂蜜啊，吃蔬菜啊，蔬菜汁加牛奶啊，吃香蕉啊，这些我们都知道了。另外，常年便秘的人，手头也有许多治疗便秘的药，什么开塞露、果导片、润肠丸、番泻叶、通便灵等，这些或许会有一些不同程度的作用。不过要从根儿上对付便秘，“三把钥匙”管用，这样可以避免走很多的弯路。

用三把钥匙对付便秘，就是我们要知道便秘有虚实之分。

我经常对我的患者讲，不要一便秘就用泻药。我们先说说果导片，许多老年人就爱用果导片，这个药是个好药，效果很好，但是要适量地用。由于果导片的主要成分是酚酞，是一种刺激性泻药，口服后在肠内与碱性肠液相遇形成一种可溶性盐，刺激结肠壁，使肠的蠕动增加，促使粪便排出。它的作用温和持久，服药后 4 ～ 8 小时排出软便，一次服药作用可维持 3 ～ 4 天之久，适用于习惯性顽固性便秘。但是，长期服用果导片还可导致肠功能紊乱，临床上也不乏这样的病例。我就遇到好几个常年吃果导片的，一吃就好几年，经常是一便秘就吃果导片，后来就离不开药了。还有用番泻叶的，吃了很好，效果也挺快，但是经常吃，就不对，还是要找一找原因，不要自己做主，乱吃药。

我们上面提到了，便秘有虚实之分，有的属于虚，有的属于实，我们用一种方法来对待便秘，当然是不对的。

真正实性的便秘，一般具有这样的特点：表现为大便干结，小便短赤，面红心烦或口干、口臭，腹满胀痛。这种便秘的人，往往还很能吃，为什么呢？因为里面有热、有火，消化的能力也比较旺盛，所以能吃。这种时候我们一般是选用泻下的办法，这样把大便也通了，也把火泻了。这就是因为里有热、有火，这些火在里面一段时间以后，蒸发消耗肠道津

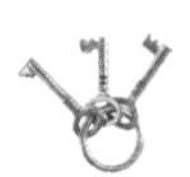

液，导致我们说的河里的水少了，河里的水少了，这个船就走得不顺畅了，就是这个道理。

这种情况下，我们可以适当选用番泻叶等泻下通便的药物，原则上都是可以的。不过，这种情况在我们老年人当中见得相对比较少一些。这个在临床就经常遇到，就有这样一个患者，他是脸红，脸上也长痤疮，就是我们说的火疙瘩，口臭，同时大便也干，我就是给开的泻下药物为主，很快这个患者的脸也不那么红了，脸上的痤疮也下去了。人体是一个整体，很多症状之间是有关联的，这也就是我们中医的整体观念。

接下来我们讲一下虚性的便秘。这类性质的便秘，我们老年人最为常见。这里特别需要提出一点，中年以上如持续出现不明原因的便秘，大便变细有凹痕，有脓血、黏液便等症状，应警惕是否为结肠、直肠肿瘤，应尽快去专科医院做相应的检查。我就遇到几个这样的患者，他们是来看便秘的，但是他们便秘的时间并不长，有的时候大便就是有脓血，大便也比较细，我让他们去做检查，有几个患者查出来就是有肿瘤，所以这个最好要尽快明确诊断。

这个虚的便秘，应该说是一种本虚标实的情况，就是虽然便秘，像是实证，但是根源是因为虚。我们就讲最常见的，虚的便秘我们最常见的是两种情况。

一种是大便比较干，但是疲乏无力，主要由于阴血亏损、肠道失于濡润所致。阴血亏虚者面色萎黄，嘴唇和指甲苍白，并自觉口干欠润、头晕眼花、心慌，甚至两颧发红、手足心发热等。这种情况，就是我们所说的河里面本身缺水了，我们一般可以吃一些润肠通便的药，比如润肠丸，这类的比较合适。

还有一种很常见的虚的便秘，这种情况大便并不干，或者一般情况下是不干的，但是大便比较细，比较黏，就是排便的时候不痛快。这是由于我们体内有水湿，这个水湿也是由于胃肠的功能不好造成的，所以大便不爽。这个时候我们的治疗只能是调理胃肠，这样，便秘就可以治好。

还有一种虚性便秘，大便先干后溏，或者大便困难，但是大便并不干，或者大便虽然干，但是吃凉的就会腹泻，舌体胖大，有齿痕，可以用生白术 30 克，水煎服，每日一剂，连用三天。如有不适，随时停药。

许多人就经常遇到这个误区，就是平时大便比较困难，但是并不干，黏黏的不痛快，就自己吃泻药，吃通大便的药，这是不对的。我就遇到过这样几个患者，他们就属于这种情况，他们说自己大便不通，其实是大便不痛快，然后就自己吃番泻叶、果导片这类的药，吃了就拉肚子，但是不吃的时候，大便就仍旧不顺畅，并且是越吃越严重，这就是原则性错误了。我就告诉他们，您的这种便秘，应该调补，不能吃泻药。他们听了很奇怪，都便秘了，怎么还吃补药啊？因为这种便秘本身是由于虚造成的，就是里虚，正是由于里面虚，才引起这样的便秘，我们吃泻药以后，里面更虚了，所以越虚，大便就越不痛快，这就是原则性错误。

我们遇到这种情况应该怎么办呢？还是先调理脾胃。

我们记住一点，不要遇到便秘就吃泻药，这是容易犯原则性错误的，并且很有可能越吃病情越重！如果我们自己有便秘的问题，也准备看中医，这时要注意一个问题，不要在准备看病以前吃通便力量比较强的药物，这样容易导致看病误诊。因为有的本来就是实性的便秘，吃了泻药以后，便秘暂时缓解了，看病时由于吃了泻药后，有些原本的体征就改变了，比如本来舌苔是比较厚的，吃了泻药就没有那么厚了，容易导致医生错误判断分析疾病。

香蕉润肠功不错　寒性便秘不适合

在日常生活中，很多人都认为吃香蕉能够起到润肠通便的作用，所以有些便秘的人会经常吃香蕉。然而，香蕉对于有的人不但不能解决便秘，反而却造成了大便秘结。难怪有便秘的患者常常纳闷：为何越吃香蕉越解不出大便？这里面有一些误区。

《本草纲目》记载，香蕉味甘、性寒，具有润肺养阴、清热生津、润肠通便的功能。这就比较清楚了，香蕉适宜热性便秘和习惯性肠燥便秘之

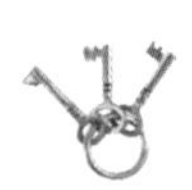

人。由于香蕉性寒，那寒性的便秘就不适合吃，虚性的便秘也不适合。

通常人们都认为香蕉有润肠之效，但有人却因此而苦恼：明明吃了香蕉，为何便秘不但没有缓解，反而加重了呢？如何健康吃香蕉也是有学问的，最重要的是看个人体质和你的便秘的寒热。

我们怎么鉴别是热性的便秘还是寒性的便秘呢？最简单的办法就看喜欢喝热水还是喜欢喝偏凉一点的水或食物（起码是能吃凉的食物和能喝凉一些的水）。有的人属于吃了凉的就拉肚子，他一般就是属于虚性的寒性便秘。爱吃凉的、能吃凉的，就可以用香蕉来治疗这种便秘。这就是体质的问题。

前面说到现代中医内科学把便秘分为热秘、气秘、冷秘和虚秘。热秘是因为虚火上升（也就是平常说的上火），气秘则缘于气息不畅。香蕉性寒，对于这两种便秘有缓解的功效，而患了后两种便秘的人，本身脾胃就比较虚寒，吃了香蕉有可能适得其反。

香蕉有润肠通便的功效主要有两方面的原因，香蕉本身就有润滑肠道的作用，另外一个原因，香蕉富含钾离子（每 100 克香蕉含 200 毫克钾离子），钾离子有促进胃肠道蠕动的作用，这样也就达到了通便的作用。吃香蕉对于机械性便秘（由胃肠平滑肌蠕动过缓引起的）和由于体虚失调的便秘都有作用。

如果香蕉和你的体质以及你便秘的性质对路，香蕉就是防治便秘的好东西，但香蕉的吃法是有讲究的。

一是要避免空腹吃。有些人为了使早晨的大便顺利排出，在早晨空腹状态下，就食用香蕉，这种做法听上去有理，但实际上是错误的。在空腹状态下，胃酸分泌会增加，浓度也较高，大量食用香蕉后，倘若胃酸同水果中胶质、可溶性收敛剂等成分相结合，就会变成难以溶解的沉淀物，如果沉淀物结成大块，会给人带来种种不适和消化道疾病，如便秘等。所以最好不要在早晨空腹时吃大量的香蕉！

二是要适量。一天 1 ～ 2 根比较合适，最好不要超过 3 根。可以作为两顿饭之间的零食，这样也避免了空腹。另外，可以辅助其他食物一起吃，比如熬粥的时候加一点香蕉丁或蜂蜜，对缓解便秘有不错的效果。

三是要吃熟透的。香蕉是热带、亚热带的水果，在高温下容易腐烂，为了便于保存和运输，采摘香蕉的时候，不能等它熟了，而是在香蕉皮青绿时就得摘下入库，这就是生香蕉。我们在北方吃到的香蕉很多是经过催熟后才成熟的。生香蕉的涩味来自香蕉中含有的大量的鞣酸。当香蕉被催熟之后，虽然已尝不出涩味了，但鞣酸的成分仍然存在。鞣酸具有非常强的收敛作用，可以将粪便结成干硬的粪便，从而造成便秘。最典型的就是老人、孩子吃过香蕉之后，非但不能帮助通便，反而可发生明显的便秘。

蜂蜜本是寻常物　实热便秘显良效

现在很多家庭都把蜂蜜作为一种常用的饮品，许多人是通过服用蜂蜜来治疗便秘，需要注意的是，用蜂蜜治便秘并非对人人都有效。

《神农本草经》说蜂蜜“安五脏之不足，益气补中，止痛解毒，除众病，和百药，久服强志轻身，不老延年”。《本草纲目》说：“（蜂蜜）入药之功有五：清热、补中、解毒、润燥、止痛。”

西医学认为，花蜜中的多糖分解为葡萄糖和果糖，在肠道中形成高渗，吸收组织水分，大便含有的水分多了，也就不便秘了。服用蜂蜜可以对便秘起到辅助调理的作用，症状比较轻的，就可以缓解，但对于顽固性的、严重的便秘，蜂蜜的效果就不突出。

蜂蜜性寒，这是很多人都不知道的。《本草纲目》说蜂蜜“生则性凉，故能清热；熟则性温，故能补中”，一般买的蜂蜜都是生蜂蜜，只有经过炼制的才是熟蜂蜜，所以说蜂蜜性寒是对的。适合于热性的便秘、实性的便秘，不适合虚性、寒性的便秘。否则容易加重病情。

我们选择蜂蜜，那么喝什么样的蜂蜜可以治疗便秘呢？这需要我们了解一下蜂蜜的分类。

大家都知道蜂采百花酿蜜这句话，实际上，蜜蜂酿蜜是采一种花为主，在不同的季节、不同的区域的植物不同，就形成了蜜蜂采花的花源不

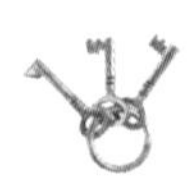

同，于是就有不同类型的蜂蜜，比如荔枝蜜、龙眼蜜、桂花蜜、柑橘蜜、椴树蜜、槐花蜜、紫云英蜜、荆条花蜜、枇杷蜜、山花蜜、枣花蜜、桉树蜜等。根据人们的经验，桂花蜜、山花蜜治疗便秘的效果更好。

从蜂蜜的寒温性质来看，一般认为可以根据花源的性质来确定，比如，荔枝蜜、龙眼蜜、柑橘蜜、枣花蜜就性温；槐花蜜、枇杷蜜、桂花蜜就性凉。性质偏温的蜂蜜，喝了肠道燥，不利于调理便秘。但如果你是寒性体质，问题就不大。

因为蜂蜜的品种很多，我们可以考虑一下专业销售蜂蜜人员的建议。

服用蜂蜜，另外还需要注意一个问题，就是1周岁以下的婴儿，一般不建议吃蜂蜜，如果有便秘，也不建议婴儿选用服蜂蜜的做法，这是为了减少肉毒杆菌毒素中毒的可能。

据报道，美国婴儿肉毒杆菌毒素中毒引起的死亡占美国婴儿死亡总数的5%。美国科学家认为，世界各地的土壤和灰尘中，都有一种被称为“肉毒杆菌”的细菌，蜜蜂采花难免会采集一些有毒植物的蜜腺和花粉，若正好是用有致病作用的花粉酿制的蜂蜜，就会使人中毒，更易出现中毒反应。小儿尤其是1岁以下的小儿，肠道里缺乏能抑制肉毒毒素的有益菌（如双歧杆菌等），极微量的肉毒杆菌毒素就会使婴儿中毒，其症状与破伤风相似。因此，科学家们建议，为防患于未然，对1周岁以内的婴儿，以不喂食蜂蜜为宜。1周岁以后，婴儿的肠道菌群建立起来，再吃蜂蜜就相对安全了，但也不宜过多，以防意外。

便秘帮凶有牛奶　虚寒体质更无奈

牛奶和便秘之间有没有确切的因果关系，目前没有定论，但我在临床中见到很多人用牛奶来防治便秘，这倒让我觉得有必要把牛奶单列一个题目拿出来说一说。

做过父母的人应该有这样的经验，婴儿初断母乳改换喝牛奶的时候，经常容易出现便秘。因为牛奶的蛋白质含量较高，遇胃酸后会结成较大的凝块，另一方面，牛奶中的钙磷比例也不利于钙的吸收，所以大便中未消化的凝块与钙质结合在一起，就造成大便干燥、发硬而发生便秘了。

不少人饮奶后出现腹部不适、腹胀、多气、腹痛甚至腹泻等症状，医学上称为乳糖不耐受症。其原因是人体小肠缺乏乳糖酶，不能消化牛奶中的乳糖，乳糖进入结肠后，经结肠中的细菌发酵，产生大量气体和醋酸等物质所致。年龄越大，发生乳糖不耐受的可能性越大。

按照我们中医的认识，牛奶性是偏寒，虚寒体质的人，喝了牛奶以后容易拉肚子。如果虚寒的人出现便秘，喝了牛奶后，便秘可能会缓解，但如果因此选用喝牛奶来对付自己的便秘，却是不对的。因为本来就虚寒，喝了牛奶就更虚寒，这个便秘就是由于虚寒造成的，将来就更容易便秘。

大便习惯四原则　马桶读书不宜倡

这个问题好像显得不尊重人似的，谁不会大便啊？是的，人人都会大便，但是要把这个会字打个引号加以强调，我们又不得不说，原来很多人不会大便。

便秘是一个逐渐形成的过程，有些人的便秘的形成，很大程度上应该“归功于”大便不当。

我非常喜欢前面多次提到的《大便书》对大便的讴歌，我们大便的形成实际上是一种高度智能的活动。大便的形成是整个消化系统通力合作的结果，我们自觉控制的成分不太多，但拉大便作为大便“出口”的最后一个环节，我们是可以做得更好的，可惜的是，我们很多人做得很不好。我想和大家谈几点感悟，也许这些在你看来不值一提。

一是培养强烈的“便感”。很多人老是想拉大便，但一蹲上马桶就拉不出来，提上裤子出了厕所又想拉，再蹲上去还是拉不出来，这就是便感不强烈。理想的是，平时没有想大便的感觉，想拉的时候一蹲上马桶就可以三下五除二拉完。

便感是可以培养的，如果你有上述情况，一是蹲马桶之前，在大脑中确认一下，究竟要不要拉，甚至可以激烈地思想斗争一番，如果觉得能忍住，最好多忍忍，这样你真的蹲上马桶的时候，大脑的暗示就会强烈一些。

二是聚精会神。大便的时候不要开小差，不要考虑职场上的争斗，不要考虑股市上的起伏，不要考虑业务问题，至于国计民生和世界和平，最好也不要考虑，你现在唯一的任务就是拉大便。人民军医出版社编辑金光印曾经写过一篇小文章《便谈》，说他小时候，拉大便老是拉不出来，在茅房待老半天，后来他奶奶教他念“大便咒语”——“只看到出来，看不到出去”，一念果真很灵，很快就拉出来了，觉得奶奶很神奇，后来他明白了，不是什么咒语，只是反复念这两句简单的话语，精神就集中了。

三是不在马桶上学习。很多人大便拉不出来，就在马桶上待着不动，带着一份报纸或者一本书，边拉边看，不知不觉半个小时就过去了。我的一个朋友邀我过去做客，条件很好，连卫生间都很富丽，而且很有品位，马桶边上放了一摞杂志，我给他编了一个新歇后语：厕所堆杂志——臭美。实际上，不仅是臭美，还是罪过。古人如厕，是不允许带一个字角进茅房的，与其说是对字敬重的话，倒不如说是在客观上尊重了大便这件事。

四是速战速决。一次大便最好不要超过三分钟，超过三分钟，不是大便有问题就是大脑有问题，如果蹲了好几分钟还感觉意犹未尽，最好做几个提肛的动作，结束本次大便战斗，多适应几次，你就会发现，大便原来可以很利索。

在本章的最后，还是附赠《大便书》中两幅我特别喜欢的图，请大家仔细体会其无限精妙。

标准便便图示

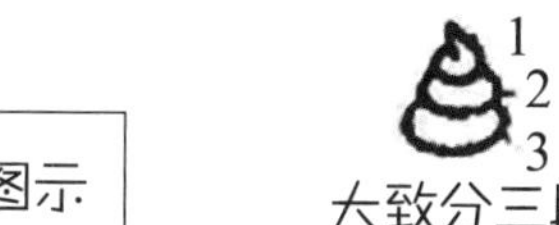

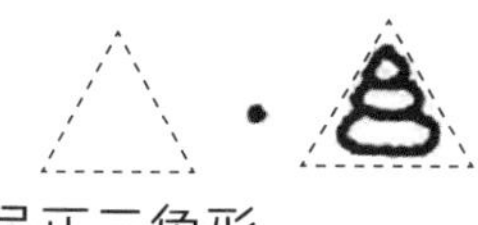

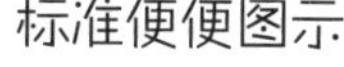

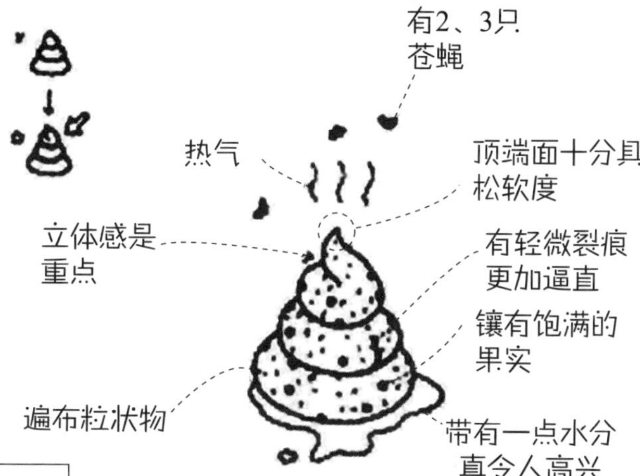

不好的便便图示

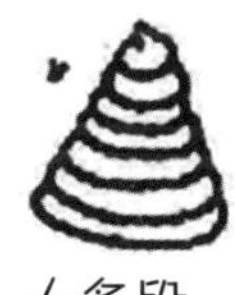

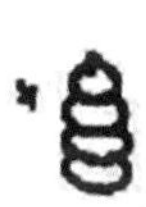

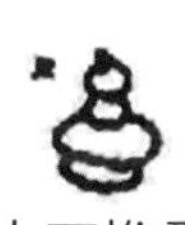

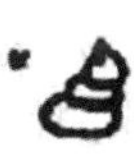

应用篇

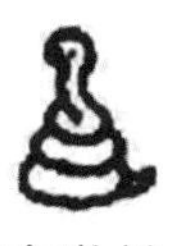

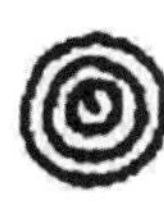

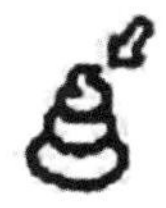

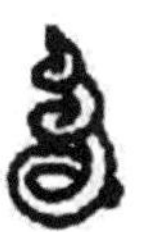

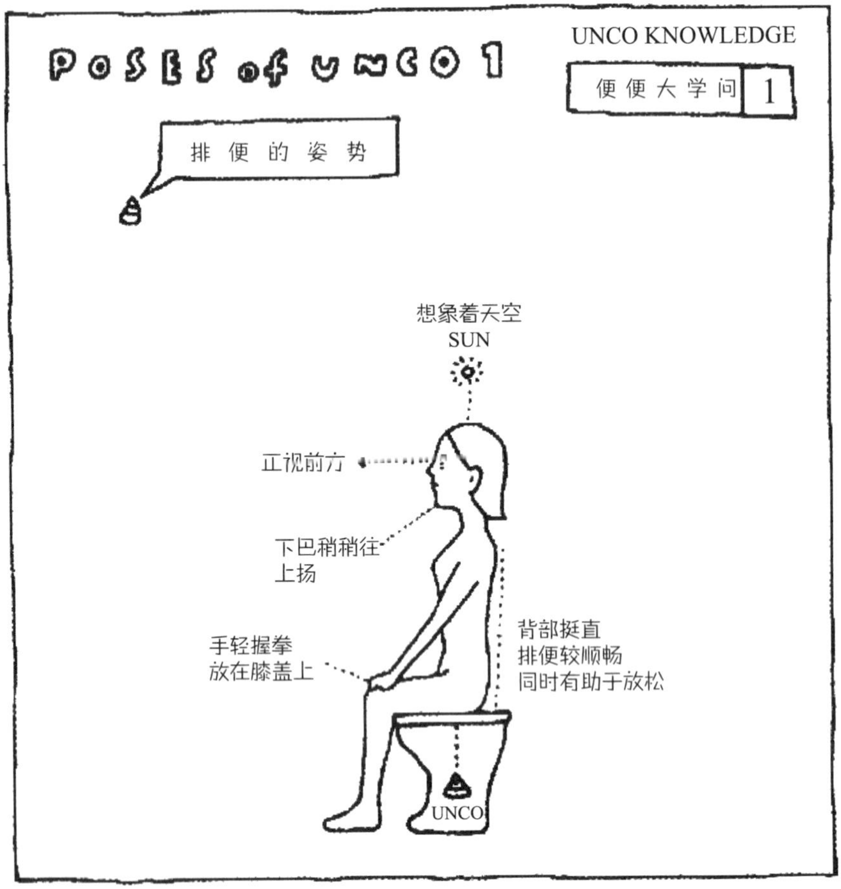

POSES of UNCO 1

UNCO KNOWLEDGE

便便大学问 1

排便的姿势

想象着天空
SUN

正视前方

下巴稍稍往
上扬

手轻握拳
放在膝盖上

背部挺直
排便较顺畅
同时有助于放松

UNCO

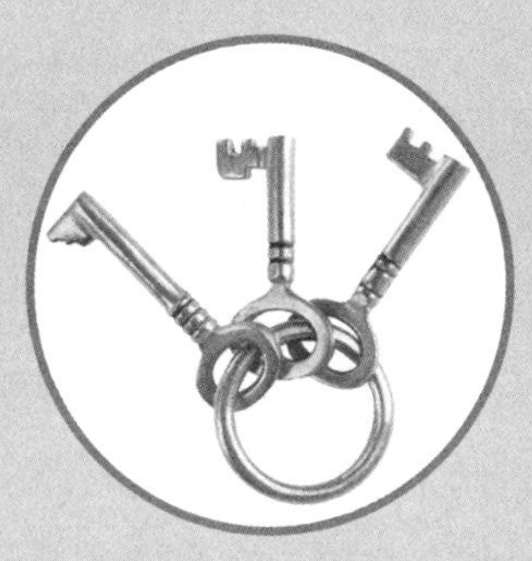

第八章

小便的困扰

人体的两大“出口公司”——大便和小便，小便对人的健康和大便同样重要，但由于小便和人的生殖器是“合署办公”，可以说小便比大便更加重要。尿频还可能有其他的原因，比如糖尿病患者，很多早期的典型症状也是尿频。

我个人对眼下的许多药品广告是不太信任的。如果按照这些广告所言，基本上是药到病除，实际上远非那么简单。不过，平心而论，这些广告也不完全是瞎诌，多少也有点科普的功能。比如我一个朋友的孩子才三岁，就老会说“尿频、尿急、尿不尽”，这都是从电视广告上听来的。这一章，我要和大家讲讲尿频、尿急、尿不尽的问题。

我在前面说过，人体的两大“出口公司”——大便和小便，都是我们健康的重要晴雨表，就大便来说，我们专门讲了便秘，在有关章节中，还穿插了腹泻对人的摧残。

小便对人的健康，和大便同样重要，由于小便和人的生殖器是“合署办公”，我要是说小便比大便更加重要，你应该是认同的。

尿频尿急尿不尽　小便困扰何其多

我们说小便的困扰，这个包括的范围比较广，包括小便利、小便不利、小便急，这是什么意思呢？小便利就是小便太痛快了，憋不住尿，有点小便就要上厕所。小便不利，就是小便不痛快，有的表现为尿流细，总觉得没有尿干净，但大多数并没有明显的自我感觉，就是表现为小便次数多。小便急，就是有小便就马上要上厕所。总之这些都是小便的问题。套用那句我前面提到的广告语，就叫作尿频、尿急、尿不尽，当然，还应该加一个尿痛，这些都是小便的“问题”。

如果我们的小便不正常了，可能会涉及哪些疾病呢？

从西医的角度来说，我们的小便问题，可能涉及尿道炎、膀胱炎、肾盂肾炎、前列腺炎、前列腺增生、尿失禁、尿路结石、膀胱占位性病变、糖尿病、精神神经性尿频等。

上面这些疾病，在老年人群中较为常见，但绝不只是老年病，这是我们首先要明确的。

有些小便问题，我们可能也经过检查了，但是没有查出什么问题，一般都归为精神神经性的。我们自己能够感觉到小便次数多，有的还有小便不舒服，都在我们要讲的范围内，我们以前没有这些诊断，所以我们的祖先就是按照症状来命名，就是小便不利、小便数（中医证名，小便次数增多，有急迫感而无疼痛的一种病证，相当于西医说的尿频）等这些表现，都属于这个范围。

平时我经常遇到这种情况，问大家小便的情况，特别是老年人，有的人每天晚上的小便次数达到 5 ～ 6 次，甚至有的达到 10 次以上，确实很常见，也严重影响了睡眠，严重影响了正常的生活、工作学习等。

小便异常的几种情况都有一定的生理反应，也就是说我们自己能感受到。那么怎么才算尿频呢？这就需要我们对正常的小便有一个基本了解。

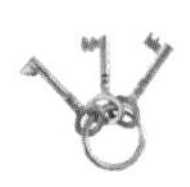

我们平时解小便，一般情况下白天 4 ～ 6 次，晚上 0 ～ 2 次，总尿量一般在 1000 ～ 2000mL。上面给出的是一个范围，在个别特殊情况下超出这个范围也不一定就是有大问题。什么是特殊情况？一是饮食，吃得偏咸、偏甜、偏油腻可能会减少小便次数，喝水过多可能会增加小便次数；二是运动，剧烈运动导致出汗，小便也会减少；三是天气或气候，冬天、寒冷或者凉的天气，小便会增多，夏天、炎热的天气，小便会减少；四是情绪，焦虑、惊恐等不良情绪之下，小便也会增多。

小便不正常的诸种现象之间也有一定关联，比如，尿频和尿不尽、尿痛，往往就连着。

夜尿是衡量我们健康状况的一个重要指标。婴儿和老年人，晚上一般都有多次小便，身体正常的青少年、中年人，一般晚上可以不需要起床小便。如果这个年龄段的人，晚上经常要起床两次以上，那就基本上可以说，你受到小便困扰了。

尿频烦恼最常见　三种原因看分明

水是维持人生命的基本要素，人摄入的水的来源主要是喝水、喝汤，其次是水果、蔬菜等，水的一部分被人体吸收了，内到血液、骨髓，外到肌肤、毛发等各处，可以说人体的每一个细胞都有水相伴。

但总体说来，人体吸收的水总是少于摄入的水，其中的差额就要通过体液排泄出来，体液包括小便、汗液、津液（口水）、痰等，其中大便中也有一定的水分。排出小便的意义不单是调节人体实际用水的量，同时可以带出人体的代谢废物等，意义重大。我们知道，如果排不出大便很麻烦，实际如果排不出小便或者没有小便的麻烦更大，现在那些正在做透析治疗的尿毒症患者，就是小便太少了，只能通过外在的手段把由于小便少而引起的体内毒素蓄积的矛盾来解决掉。

现代人的尿频现象比较普遍，尿频的原因比较复杂。

第一个原因是炎症刺激，比如尿路感染会导致尿频，尤其是女性，尿道比较短，容易发生泌尿系统感染问题。

另一个原因是尿路的物理压迫，也就是排尿的通路有其他的因素压迫，所以导致我们小便不痛快，所以总是要小便，但总是不痛快。这种物理压迫往往是因为某种病变，比如前列腺增生、尿路结石等。

第三种情况就是排尿功能的问题，就是我们说的憋不住尿，控制小便的肌肉功能不好了，控制不住尿，比如膀胱括约肌功能差等。

当然尿频还可能有其他原因，比如糖尿病患者，很多早期的典型症状也是尿频。

尿频背后是肾虚　小症大病莫贻误

很多人都知道，生成小便的职责是由肾来承担的，于是一些有尿频的患者首先就想到肾，有这样的积极意识是好事，但是中医所说的肾不同于我们平时所说的肾脏，况且尿频也不全是中医说的肾的问题。有些患者来我这里看病，上来就说给我开点补肾的药，说我小便次数多，肾虚。大家的养生保健意识增强了，这是好事，但是我们很难进行深度的了解。我刚才说了，有这种意识是好事，但我也得告诉你，小便次数多，不全是肾虚，都按照肾虚来治疗小便频数，是容易犯错误的。

我遇到过一个患者，他就是小便频数，晚上起夜，每天晚上小便 10 次，5 年了。他自己判断是肾虚，吃补肾的药，我问吃了多长时间了，说吃了一年了，但也没有改善。我很吃惊，就告诉他不要乱吃药，一年都没有效，肯定是药用得不对，赶紧停药、换药。他当时的情况，不是怕冷，而是怕热，这个我们自己现在就能够判断，他吃的补肾药，主要是偏于温热的，而他怕热，就是因为体内以有热为主，还吃温性的补肾药，是不是不对啊？从方向上就不对，所以也解决不了他的问题。所以，我们如果遇到小便比较频数的情况，可以自己先分一分虚实，如果属于是虚的情况，那么有用补肾药的机会，但是也要辨证。

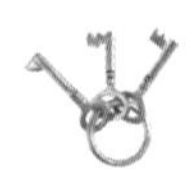

小便频数、小便不利，确实有我们说的虚，一般人认为是肾虚，但是还有热的问题、实的问题，也就是说，虽然都是表现为小便次数多，但可不是都是虚啊！比如尿路感染，还有表里都有问题的情况等，一个肾虚根本无法解决所有小便的问题，我们不要误治、误服药。

三把钥匙解尿频　虚实分辨看病程

我们同样可以用三把钥匙来对待尿频，主要先分清虚实两种情况。

那种控制不住尿，小便次数很多，容易导致尿失禁，有时甚至一咳嗽的时候都不自主地排出小便，这个一般属于虚证，这种情况下是可以用一些我们所说的补肾的药。但是也得找一种合适的药，不是所有补肾的并且也有治疗小便频数功能的药物都能治疗您的病，还是要辨方证，就是要看具体哪一个方子才是开您这把锁的钥匙。只有我们辨得很细，效果才会好。一个方子砍倒一片病，一个药物治疗一种疾病，这个不是中医的思路，可以对病，但更要对证。

另一种情况就是实证，这是大的分类方法，那种小便不痛快的一般有实证，小便次数多，但是不痛快。小便不利的范围比较大、比较笼统，一般是实性的居多，我们能够感受到的比如尿等待，就是想小便了，但是一时尿不出来；尿分叉，尿流是分叉的；尿潴留，自己能感觉到小肚子胀胀的，想小便，但是尿不出来；尿流中断，本来尿得挺顺畅，但是突然尿不出来了，尿路中断一般是因为尿路结石造成的。

实性尿频和虚性尿频有比较显著的区别，我们先看看实性尿频。

一般起病较急，尿频数短赤，尿道热痛，尿急不畅；或有小腹胀满；或有发热，烦躁，口渴，恶心等；或少腹拘急，痛引腰部，或尿血，或尿中见砂石，舌红，苔黄腻等。

尿路感染、前列腺炎和尿路结石很多表现为实性尿频，当然也并不是绝对的。

虚性尿频一般病程较长，小便不利，量少，常伴有颜面四肢浮肿，以下肢凹陷性水肿为主，神疲乏力，肢冷便溏，身重腰酸，畏寒喜温，舌淡胖，苔白，脉沉等。

在临床实践中，我们还经常碰到一种虚实夹杂，很难用虚和实一个方面来解释。有一个典型的患者，他是前列腺的问题，当时住院，病情比较重，需要导尿了，否则尿不出来。如果都是按照补肾的思路治疗，恐怕治不好，我当时给用了五苓散，吃了一剂药，小便就痛快了，就可以拔尿管了。这个看起来挺简单的，这个方子也没有几味药，也很便宜，但也是按照我们的三把钥匙，一把一把地解析，最后认定这个方子就是打开这把连环锁的钥匙。所以法无定法，方无定方，而原则只有一个，我们就是用三把钥匙的原则，这也是我们古人经过数千年总结出来的原则，用对了确实效如桴鼓，应用于我们的养生保健，也是效果明显，并且保证了我们不犯错误，思路清晰，走出养生的迷茫。

还有一种小便的问题，这个问题一般是男性常见，这种表现是小便不利，欲尿不尽，尿后或大便时有蛋清样黏液溢出，这种患者有时候伴有心悸、盗汗、失眠等情况，有时还有遗精、早泄的情况。这个就比较复杂一些，有的人用过肾气丸、六味地黄丸等补肾的药，这往往是无效的。这就是可能有表有里、有寒有热、有虚有实，需要具体辨证。

老年的女性朋友，经常容易小便有问题，就是常出现小便频数、尿急、尿痛等，有的时候就是单纯的尿频，没有什么其他的表现，这时候我们如果去做西医检查，很多情况下可能诊断是尿路感染，具体的可能是膀胱炎、尿道炎，都是炎症。这种情况我们经方有一个方子叫猪苓汤，用对了会非常有效。

这个猪苓汤还有一个故事，现代名医岳美中先生，曾治一妇女，慢性肾炎，血尿、尿频、腰痛，用了猪苓汤三剂就好了。一个多月以后，病又复发，岳老先生因考虑到她虚，增加了一味山药，没想到病又加重了，再用猪苓汤原方，又好了。后病再复发，岳老增一味海金沙，又不爽，再用猪苓汤原方，又没事。这是一个比较经典的医案，岳老想用这个医案教育后学，即使是名医，也会有失误，同时他也感觉到这个经方之妙。在临床中根据实际情况变方是正常，但有些方子却又变不得。我从这个医案中不仅看到经方的力量，也看到岳老先生的虚心和求是精神，中医开方，最高的准则就是据效而调。经验比较丰富的中医，一般都要告诉你这几剂药吃

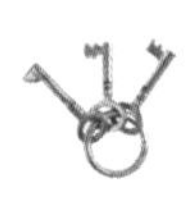

下去，大致会是什么效果，中途可能会有些什么反应，如果出现了什么情况该怎么办，医嘱比较细致。都说医学是经验科学，西医的经验多来自实验，而中医的经验一方面是前人的经验积累，另一方面来自医生本人。

再回到小便不正常的话题，我们经常遇到这种情况，大家认识到小便有问题了，就是次数比较多，然后就到医院去检查，可能做了尿常规、肾功能、B 超等检查，并没有查出问题来，但是小便次数就是比较多，有的多到晚上睡不好，这时候的诊断可能是精神神经性的，也就是查不到问题，不过查不到问题不等于没有问题，现在的医学检查手段也不是万能的。这种情况，患者就觉得我没有问题啊，检查不出来啊！这就容易拖着，把小问题养成大问题。我经常做一个比喻，西医的仪器检测是考试中的选择题，先把条件框死，符合就打对勾，不符合就画叉，而中医辨证是考试中的判断分析题或者阅读理解题，可能在别人看来有主观成分，但是更能看到许多边边拐拐的问题，或者说发现许多蛛丝马迹，这是仪器做不到的，也是特别依赖仪器的西医做不到的。

因为尿频少喝水　其实是个大误会

夜尿次数特别多，是十分烦人的，睡不了觉啊，而且有时候还不止自己睡不好觉。

我有一个患者，他夜尿次数多。家里住房条件不是太好，三代人住一套两居室，开始又是起床，又是开灯，又是冲马桶，有时候连累家里其他人也睡不好觉，后来用了一个夜壶，但老伴睡觉特别轻，他一起床老伴就醒，后来再没辙了，想跟儿子儿媳妇商量睡客厅，但开不了口啊，儿媳妇要看电视，每天都要看到将近 12 点，只能委屈老伴了，他心里特别痛苦，就开始控制饮水，尽量少喝水，有时候口干得不行，就用湿毛巾沾嘴唇。

刚开始的时候，夜尿还真减少了次数，但过几天次数又多起来了，只是每次尿得更少，他痛苦得不行，想住养老院，又没有足够的钱，来我这儿看病的时候，说自杀的心都有了。

我给他进行了一段时间的调理，夜尿控制在两三次，他非常高兴。像他这样家庭环境的并不少见，和他一样因为夜尿而尽量禁水的，更是普遍，实际上是一个误区。

过量饮水会增加夜尿次数，但减少喝水甚至禁水就能解决夜尿多的问题吗？不是这样。如果属于虚的尿频，可以适当少喝一点水，因为这种情况下，我们人体对于水的运化能力不足。但是如果是属于我们上面提到的实性的尿频，特别是伴有尿急、尿痛的这种尿频，如果经过检查，是确认的尿路的感染这种情况下，我们不但不要少喝水，反而应该多喝水。按照我们三把钥匙来解读，这种实性的尿频是因为有热，就是可以判断是实性的、热性的，就可以通过多喝水来促进清热药物来发挥作用。按照西医学的认识，正常人每天饮水量在 1000 ～ 1200mL，尿路感染期间则要喝到 1500mL 左右，如果感觉喝多了不舒服，可以少量多次喝水。目的是加速血液循环，使血液中的白细胞能自由到达需要它的地方。更重要的是，经尿道排出的水直接冲刷“清洗”尿路，可带走更多毒素和代谢废物，使病菌失去藏身之处。喝水少，一方面容易提高尿路感染的机会，并且也会使得尿路感染不容易好。

所以我们如果有小便的问题，在喝水的问题上，一方面要辨虚实，如果属于实性的，可以适当多喝点水。另外也可以辅助一些西医学的检查手段，做一个尿常规检查，很简单，没有痛苦。

尿中带血谓血尿　或是结石惹的祸

如果突然出现小便带血，还有腰痛，或者腹痛得厉害，很可能是尿路的结石。尿路结石治疗的方法很多，我们自己如果曾经有这种情况，一定要注意多喝水，避免饮酒。

还有一种情况，就是体检了，查小便里面有一定数量的红细胞，也是血尿，高倍镜下超过 3 个红细胞，我们叫镜下血尿，这个也是血尿，但是

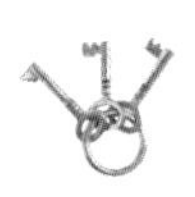

我们肉眼看不出来，如果同时还有白细胞，我们也要怀疑是尿路的感染。如果是年轻的女性也不能排除是妇科方面的炎症。如果其他都很正常，平时也没有什么不舒服，就是通过检查是一个血尿，这种情况也是很常见的，这个也有尿路感染的问题，也有许多检查出来的血尿，通过西医学的检查也查不出其他具体的问题，也很难下一个诊断，同时也就没有什么具体的治疗方向了，这个时候最适合的就是看中医。当然，如果是老年人发现有血尿，还是要做一些详细的检查，排除肿瘤等疾病，不要耽误了。

我们许多小便的问题是可以通过检查知道属于什么毛病，是比较常规的检查。这里面大家要注意，如果没有特别的提醒，一般检查小便时查的是中段尿，什么意思呢？就是我们往往是接最初排出的小便，这很容易造成判断失误，我们一般查中间的小便，就是小便从开始排出到小便结束期间中间时段的小便，这个容易反映出问题来。简单地讲，就是小便刚开始的时候，不要用作检查化验的样本。

上面我们今天讲了关于小便的几个问题，大家在小便的问题上表现得可能不一样，可以分很多情况，有虚的，有实的，有热的，有寒的，有里的，也有表里同时有问题的，一方面我们对于小便的问题要引起重视，同时我们一把钥匙一把锁，不要自己胡乱用药。

小便困扰自保健　分清体质是关键

我们平时如果自己有小便的问题，要先用“三把钥匙”分辨虚实寒热，就用我们上面提到的方法即可，如果配合上西医学的尿常规检查，会更加明确。

对于实性的尿频、小便不利，可以做一个尿常规检查，如果是确诊的尿路感染，可以使用生薏苡仁，就是生薏米，每天用 30 克单味煮水喝，可以连用 3 天。如果配合上相应的药物，应该有更好的疗效。经方大师胡希恕先生经常用猪苓汤加生薏苡仁治疗属于实性、热性的泌尿系感染，效果很好。如果经过检查不是这个病，但属于小便不利，也经过判断是实性、热性，也有用生薏米的机会。生薏米可用于治疗水肿、脚气、小便不利、湿痹拘挛、脾虚泄泻。生薏苡仁有治疗小便不利的功能，但同时我们要知道，这是一个寒凉的药，性凉，味甘、淡，如果你是虚寒体质，并且当时的情况也属于虚寒，就不要用了。

对于虚性的尿频，如果选用成药，我们有用金匮肾气丸的机会，但是一定要按照我们的分辨方法来鉴别，虽然有的病情并不完全对证。成药里面比较合适的就是金匮肾气丸，可以先吃 3 天，看看效果，如果对证，吃 3 天后就应该有良好的感受，如果好转，就可以再继续吃 1 周左右。如果无效或者有什么不适，应该随时停服。我见过一些人，长期吃金匮肾气丸，根本没有什么效果了，这不是药的问题，而是因为不对证。有的经过早期服用后有效，病情变了，但是仍旧在吃这个药，当然就不对了。中医特别讲究方随证转。

如果是男性的前列腺问题，我们要注意不要久坐，尽量避免长时间骑自行车，久坐或骑车可造成对前列腺的直接压迫导致前列腺的充血，从而诱发前列腺炎。所以，对于男性朋友，尤其是一些坐立时间较长的人，如司机、办公室白领等，注意坐位工作 3 小时左右，要站立活动一下，有助于前列腺部位的放松，有益于身心健康。

尿频欺负老年人　子女关怀见真情

我前面说过，就拿夜尿来说，婴儿和老年人的次数会相对较多。老年人小便次数偏多，的确有年龄因素，但是如果只看到年龄因素，那就是误区了。

我看过这么一个患者，一个 68 岁的老太太，是一个高级知识分子，特别儒雅，她一进我的诊室，那个气质就让人羡慕。她是由女儿带她来看病的，轮到她的时候，我准备给她号脉问诊，她说不急不急，让别人先看。我明白了，她可能有些话不宜当着别人的面说，因为诊室里还有别的患者——各个医生看病的习惯不一样，有的医生看病，不容别人在旁边，

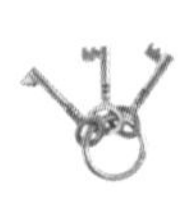

我是允许患者在诊室里候诊的，因为我觉得这样的诊疗可以给更多的患者以学习的机会。这会儿我考虑到这位老太太需要单独和我说话，就让其他患者到走廊里候诊，她就说开了，说自己没什么病，是闺女让她一定要来瞧瞧。

我就问具体情况，她说就是小便次数有点多，她说这是自然规律，年纪大了小便多应该很正常，这时在边上陪她看病的她的女儿说话了：“你说年纪大小便多就正常，那你比爸爸小 5 岁，小便比爸爸还勤快，那算正常吗？”她女儿一说，把老太太说得不好意思，但她又笑了，我看她没有尴尬，也跟着笑了。她女儿的话确实有道理，有时候，对和错，差别就在于考虑问题的角度。

那次我给她做了一次深度诊疗，发现通过检查她也没有什么具体的疾病，西医学可以称之为精神神经性尿频，但是用中医的眼光看，还是有不小的问题，于是对她进行了一番当面的解释，开了一些中药。经过不断调整用药方向和具体药物，大概前后吃了几个月的中药，老人的夜尿频得到了治愈。

一年多以后的一天，我接到一个电话，我一听声音就知道是那位老太太，我以为是咨询什么事情，她说请我去她家吃饭。我说看病是医生的本分，我不会因为看好了个什么病就吃请。她说今天是她 70 周岁生日，孩子们也不在身边，请我过去坐坐，她这么一说，我很高兴地应了。下班之后，我买了一个大花篮去了她家，一起吃蛋糕、吹蜡烛，我感觉当了一回他们的子女，心情非常愉快，老两口也特别高兴。我们聊了很多关于疾病、健康的话题，我说我有一个问题想问一下，老太太高兴地说，尽管问，什么都可以，我就问她，您这小便的疾患，还算得上治疗及时，但这以前都有几年了，怎么没去看医生呢？这时老先生抢着说：“我多年前就催她去看，她老说年龄大了，正常，实际上是害羞！”老先生说得我们都哈哈笑了，老太太也承认了，说觉得小便这样的事情不太好意思去看。我就跟她说了，实践证明没有什么不好意思的，幸亏治疗了，不然很难保证不发展成其他疾病。

我写这本书的时候，写到这一章，我给老太太打了一个电话，问可不可以把她的故事写到书里面，她说，如果对大家有点启发意义，我愿意你写进去，别写名字就好了。她说既然你写我，就干脆让我说几句话吧！以下是老太太说的话，很有诗意和哲理：

“老年人容易受疾病困扰，老年人更渴望春天。如果老年人自己看病有主观、客观的困难，做子女的一定要把老年人当作儿女一样带他们去看病。”

老太太说得非常深刻，我就不解读了，但她说的老年人看病困难的情况我看了不少，老太太说要说这句话是想忠告做子女的一定要关爱父母的健康，我也希望所有老年人都能首先得到子女的关怀，尤其是在健康方面。

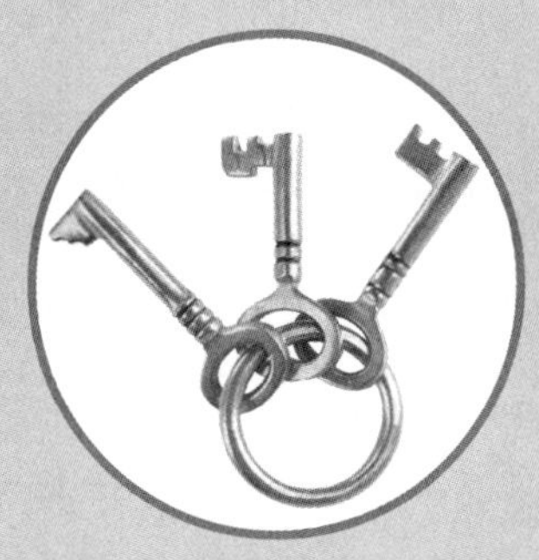

第九章

失　眠

目前中国内地成年人中失眠患病率高达 57%，工作人群中有 65% 的人存在睡眠障碍。

中医一般认为失眠与血的关系最密切，导致失眠的原因很多，但是很多都是和血有关系，就是血出了问题。

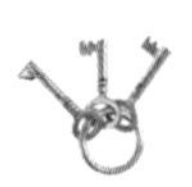

俗话说“人生半世床”，睡眠作为生命所必需的过程，是机体复原整合和巩固记忆的重要环节，它不仅是一种休息状态，更为我们人体养精蓄锐。清代著名的戏曲理论家、医学思想家李渔曾说：“养生之诀，当以睡眠居先。睡能还精，睡能养气，睡能健脾益胃，睡能健骨强筋。”有一个说法，人不吃饭能活20天，不喝水能活7天，不睡觉只能活5天。这个数字不见得绝对准确，但是我们很多人可能都经受过连续熬夜那种痛苦的煎熬。睡眠对于健康的重要性用一句民间俗语也可以概括——“药补不如食补，食补不如睡补”。是的，睡眠就是一种最好的补益。

换一个角度来看，越来越多的人受到睡眠不良的困扰，在很多都市人群中，“睡不好”的情况更为常态。是他们不想睡好吗？肯定不是，认识睡眠的重要性不需要什么学识，只是他们的健康链条出了问题，睡觉成了一件困难的事，由于睡眠不良连带发生的其他疾病更是放大了睡眠不良的危害。

那么，对于饱受失眠之苦的人们来说，是不是真的“不可救药”呢？不是的，睡眠不良是一种准疾病，虽然目前没有对付失眠的灵丹妙药，但毕竟是可以克服的，本书用三把钥匙把失眠分为实性失眠和虚性失眠，应该对你认识和战胜失眠有很大帮助。

大半成人不夜天　睡眠形势不乐观

“睡眠形势”是我造的一个词，不算生僻词，按照字面理解基本上就可以了。睡眠形势包括两个层面：一是我国睡眠质量不良的人群有多大的范围；二是在这个人群中，受睡眠不良影响的程度有多深。从这两个方面来说，我国居民的睡眠形势都很严峻。

中国睡眠研究会有一项调查，从全国各大医院门诊统计，目前中国内地成年人中失眠患病率高达 57%，工作人群中有 65% 的人存在睡眠障碍，这只是在医院门诊的统计。广东省人民医院精神卫生研究所的一项研究显示，14.3% 的健康者是“客观睡眠不足者”，也就是在不限定叫醒时间的前提下，周末的睡眠时间会比工作日时长 20%，这就意味着，平时的睡眠不足。此外，19.7% 的健康者是“主观睡眠不足者”，也就是自我感觉睡眠不足，20.7% 的人是属于主、客观因素同时导致的睡眠不足。

有一个医学网站进行了一次“中国人睡眠状况网上调查”，由于是在网上的调查，参与者以 26 ～ 36 岁的都市上班族为主，所以这个比较贴近“都市白领睡眠状况调查”，综合结论是 80% 的都市成年人睡眠不健康，其中，经常失眠的超过两成。

各种调查很多，每种调查都有一定的局限性，也都能说明一定的问题。这些调查从公共卫生管理的角度来说都有意义，但是对于每一个人来说，关键是自己心里要有一本清楚的“睡眠账”。

中国的睡眠形势严峻还表现在睡眠不良引起大量的公共卫生问题，最突出的就是抑郁症和睡眠之间的微妙关系。抑郁症在前几年还是一个比较陌生的词，至少很多人觉得离我们很远。经某央视名嘴的“传播”，抑郁症几乎是家喻户晓了，很多人对照自己的情况，都觉得与这玩意儿沾边。

抑郁症与睡眠之间的联系机制并不明确，抑郁症的原因也很复杂，多半是工作、生活压力造成的，但睡眠不足和抑郁症之间可以互相推动。有调查表明约 80% 的抑郁症患者都会出现“睡眠障碍”，最典型的睡眠障碍就是“早醒”，至少比平时早醒一小时，醒后难入睡，并陷入急躁、抑郁之中。如果是连续四五天早醒后难入睡、不能入睡，持续情绪低落、思维反应迟钝、意志行为减退达两周以上，就可以确认存在抑郁症了。抑郁症并不是多休息就会好的病，必须严格执行医嘱，服药治疗。抑郁症患者70%～80%能够通过药物治疗或心理治疗得到治愈。如果从睡眠的角度治疗抑郁症，可能效果会更好一些。

睡眠障碍还会对当事人的健康产生一些显性的影响，比如，可能会出现心烦、身体乏力、心不在焉、精神疲劳、头昏眼花、记忆力不集中、工作效率下降等。

总之，中国居民尤其是都市人群睡眠形势堪忧，在未来的5～10年内，可能会更加严重。

你的睡眠好不好　请你填个调查表

不少朋友都看过韩剧，韩剧里面有各式各样的家庭生活情景，其中有比较公式化的一幕，就是早上家庭成员在客厅碰面了，晚辈要和长辈打招呼，张嘴的第一句话就是：“您昨晚睡得好吗？”

我也很想问你一句：“你睡得好吗？”当然不仅仅是指昨晚，而是指你平常，你也许能肯定地回答，也许会不确定，如果不确定，我们一起来做一份很简单的小问卷，请仔细对照自己的情况，在各个题目分值的位置做一个记号。如果你是和家人一起看这本书，可以用铅笔做记号。

睡觉时间：

0分：晚上11点以前

1分：不确定

2分：12点左右

3分：半夜2点之后

入睡（指上床到睡着）时间：

0 分：5 分钟之内

1 分：20 分钟之内

2 分：30 分钟之内

3 分：40 分钟或更长

入睡环境适应：

0 分：窗外（楼下）的车鸣不影响

1 分：客厅里家人在看电视或聊天不影响

2 分：你的配偶在卧室的台灯下看书不影响

3 分：不能有任何声音或较强光线

夜间苏醒：

0 分：睡觉后卧室的座机或放在床头的手机响了 3 次而不知道

1 分：睡觉后听到卧室的座机或放在床头的手机响但没有接听

2 分：睡觉中接听手机后能够很快入睡

3 分：睡觉中接听手机后很难入睡

夜间梦境：

0 分：被唤醒时没有做梦，感觉做过，但想不起来

1 分：被唤醒时在做梦，内容很清楚

2 分：入睡后很快就有梦，醒后有隐约记忆

3 分：入睡后很快做梦，而且知道自己在做梦

白天感觉：

0 分：情绪正常、精力充沛

1 分：眼胀、头痛或心慌

2 分：精力减退，记忆下降，易发脾气

3 分：情绪低落

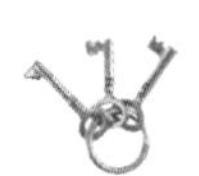

填完了吗？我先来说一下这份问卷的出处，这个问卷是人民军医出版社编辑金光印组织一些医学和公共卫生专家联合进行的一项“中国都市人群睡眠质量研究”中的一个调查问卷的一部分，原问卷比这细致有趣，但有些复杂，我进行了简化。

把你的分值累加一下，如果总分小于 3 分，说明你睡眠质量很好；总分 4 ～ 6 分，说明你睡眠质量还过得去，但有待提高；总分 7 ～ 9 分，说明你的睡眠质量不太好，可能有某些疾病困扰；总分 10 分以上，说明你的睡眠严重影响了你的身心健康。

当然，每个人的实际情况比一份问卷表述的要复杂得多，也就是说，分值反映的睡眠质量等级与你的实际情况也可能有少许出入。

你我或曾都失眠　慢性失眠惹人烦

我们每个人几乎都有失眠的经历，失眠是一个俗语，医学术语叫睡眠障碍，睡眠障碍的范围比失眠要广一些，我在本章中，一般都用失眠这个词。

临床中经常遇到失眠的患者，头昏、乏力、无精打采、食欲不振，抗病力、记忆力、判断力明显下降。失眠的发生率很高，从统计学的角度来看，女性比男性更普遍；老年人比中青年人更普遍；脑力劳动者比体力劳动者更普遍。

中医、西医都没有“失眠”这个病名，但可以确定地说失眠是一种“病态”，在西医上可以叫作“亚临床损害”。长期失眠势必影响人体各系统、器官的正常生理功能，引起诸如糖尿病、高血压、抑郁症、神经衰弱等病症的发生，还会加速衰老、缩短寿命。

失眠是睡眠状态的一种表述，可以是临时性失眠或者说短暂性失眠。这一类失眠是指受到比较强烈的外界因素干扰，比如遇到一件特别高兴或忧愁的事情，比如身体出现某个故障，比如喝了很多咖啡或浓茶，还有很多原因都可能导致失眠，这一类的失眠是外因造成的，外因变化了，失眠就会“失而复得”，如果有一点延续性的话，一般不会超过一周。

超过一周的失眠就叫作短期失眠。工作压力、人生的重大变化，或者较重的疾病困扰，都可能导致短期失眠。我们临床上把这一类的持续时间界定为不超过一个月，在这一个月之内不一定是每晚都失眠。短期失眠既有外因，也有身体本身的原因，要加以注意，否则，容易往长期失眠转化。

延续一个月以上的失眠就是长期失眠，长期失眠也叫慢性失眠，我一般称之为顽固性失眠。长期失眠会有多长？不一定，一年半载的有，三年五年、十年八年的都有，有的是几十年。长期失眠对人的折磨不言而喻的。

三把钥匙解失眠　分清虚实对方向

西医和中医对失眠的机制都还没有确切的结论，不过中医对失眠的认识还是比较深的。

中医一般认为失眠与心血的关系最密切，导致失眠的原因很多，但是很多都是和心血有关系，就是血出了问题。中医最常说的就是血不养心，热扰心神导致的失眠，而心藏神，所以神和血的关系最密切。其实我们可以这样来理解，要想睡好觉，就需要正常的血来养神，之所以失眠，就是养神的血少了，神得不到养护，就出现了神的异常，失眠就是一个明显的表现。

这样的认识对于我们克服失眠是有很大帮助的，具体地说，我们还是可以用三把钥匙来解开失眠的锁。我们可以将失眠分为虚性失眠和实性失眠两种。

虚性的失眠一般表现为：

多梦易醒，头晕目眩，恶心，胸腹胀满，身体浮肿，小便清长，胆怯心悸，神疲乏力，面色㿠白无光彩，舌淡苔薄，脉弱等。

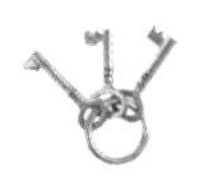

实性的失眠一般表现为：

急躁易怒，目赤口苦，大便干结，头重，胸闷，心烦，嗳气，吞酸，不思饮食，苔黄腻，脉滑数等。

其实具体的还可以细分，我们自己首先要分清虚实。上述的症状之中，除了脉象我们需要医生判断，其他各项我们自己都可以断定，因而实性失眠和虚性失眠不难分辨。

我们在参考这些症状的前提下，还可以进行一个测试。你白天多活动一些，最好做一些体力劳动或者剧烈运动，总之就是把自己折腾到比较疲倦的程度，晚上十一点之前上床睡觉，如果这个晚上睡觉比平时的失眠好一些（容易入睡，睡得比较熟），那么您的失眠是实性失眠的可能性大。当然这里说的十一点不是刻意要求的，比如你九十点钟就犯困了，那就赶紧睡觉。实性睡眠就是在身体疲惫的情况下会睡得好一些。相反，如果越累越睡不好，你虚性失眠的可能性更大，这个可以作为一个参考。

实性失眠和虚性失眠，解决的途径不太一样。我们很多顽固性失眠患者，家里一般都有很多药，安眠药我是特别反对的，这个后面说。有的人喜欢买具有安神作用的中成药或者单味中药，买来就吃，这同样是不对的。

中医强调病与药对，方与证合。我在前面说了，这个证不是症状的症，是辨证施治的证，是患者的病理状态的一个综合描述，所以说不是完全根据症状，而是根据症状综合分析以后的证。

像枣仁安神、天王补心一类中成药，对心血不足一类的失眠有良好而肯定的疗效，但对实性的失眠就爱莫能助了，有时还会火上浇油。不是有些朋友经常服后就上火了吗？就是与你的体质和“证”冲突了。要想真正全面解决问题，我们还得重点用好“虚实”这把钥匙。

我们一起来重温一件发生在我国历史上宋朝年间的故事。地点在四明，也就是现在浙江境内，主角是许叔微。

许叔微是当时大名鼎鼎的医家，他是翰林学士，学问大，还是有名的“硬骨头”，由于对高宗荒于国政以及对秦桧陷害忠良特别不满，就辞官学医，结果成了宋朝研究《伤寒论》的顶尖人物。话说这个许叔微出差经过四明，董生慕名前来就诊。怎么不好呢？就是现在说的失眠。只不过比我们现在常规的失眠厉害得多，“身虽在床，而神魂离体，惊悸多魇，通宵不寐”，看了很多医生都没好。许叔微就问他别的医生是怎么治，董生说当心病治啊。许叔微看了群医的方子，果真都是补心之方剂。许叔微给董生号脉，说这不是心的问题，是肝上有毛病了，“肝经因虚，邪气袭之，肝藏魂者也，游魂为变”。古书上记载的这个故事还有很多情节，比如“与众医议所治之方”，大概相当于现在的会诊或者说研讨，还说“考古今方书，无与对病者”，就是说董生所患是疑难杂症。当然最后董生吃了许叔微开的药，一个来月就好了。

我引用这个故事，重点是想说，不一定失眠之症就要补心安神，反过来针对现在的现实说，不一定安神的药物就能对付失眠。用药一定要辨证，如果分不清失眠的虚实，也分不清自己的体质，只看看说明书就用药，至少不会有好的效果。

助眠尽量少用药　安眠其实不安眠

我没有确切的数据说明我国失眠患者对安眠药的依赖有多大，但到我这里来调理失眠的，我都要问问他们吃了些什么药，几乎个个都吃过安眠药，不同的是，有的是偶尔，有的是经常，有的是完全依赖。

我个人是反对失眠患者用安眠药对抗失眠。长期服用安眠药会产生非常大的危害。

首先是副作用大。安眠药通过强制性抑制中枢神经系统来促成睡眠，长期服用会损害人体的组织器官，导致肝肾功能减退、记忆力大幅度下降。

其次是成瘾性。由于安眠药是通过强行抑制中枢神经系统来促使睡眠，所以必须连续服用。而且服用剂量越来越大，一旦停服，失眠现象会更加严重。

再次是睡眠质量不好。安眠药本来是医用的，因为一些特殊医疗需要（比如术后），但现在大量转“民用”了，用来保障整晚的睡眠，从理论上讲就是文不对题甚至是饮鸩止渴。安眠药并不是带给人真正意义上的正常睡眠，它给患者带来的是浅睡眠，似睡非睡，醒后头昏乏力，身体基本得不到理想的有效的休息。

最后是破坏睡眠结构。研究发现，长期服用安眠药可影响睡眠的最后一个阶段——快动眼睡眠，使人醒来的时候大脑等官能处于一种非正常状态，特别容易导致烦躁不安、发怒、抑郁、幻觉等多种症状出现，进而诱发胃溃疡、心脑血管病、内分泌代谢等多种疾病，其原因就是睡眠结构被破坏，就像自然界中的生态平衡被破坏一样。

经方大家胡希恕　十年失眠轻松除

失眠是比较复杂的，有时候分清虚实可以找到对应的解决方案，但有时候分清虚实只是第一步，好比“登堂”，还未“入室”，具体的情况还应深入分析，这就需要几把钥匙联用了。

长期、复杂的病证往往是寒热错杂，虚实夹杂的，这也就是好多病之所以顽固的症结所在，单纯清热，容易助寒，温寒容易益热，补虚容易恋邪，攻邪又怕伤正，所以处理这类病症时要把握好分寸，有点像开密码锁了。

经方大家胡希恕先生曾经有一个医案，有一位年轻的女性患者，就诊时 29 岁，而失眠已 13 年，生命里几乎一半的时间是在不眠之夜的煎熬中挺过来的。平时虽然感到十分困倦，但是脑子很清醒，白天头昏脑涨，嗓子干，别的没有什么不舒服，但是有一个痛经，每次月经前，肚子痛得很明显，一直在治疗，中医西医看了 13 年，也没有治好。胡老看了，辨证为瘀血阻络，阳不入阴，用的是大柴胡汤和桃核承气汤加生龙骨牡蛎，吃了 3 剂药，能睡一两个小时，头晕脑涨也减轻，减了一味药，又吃了 6 剂药，睡眠如常啦！痛经也好了。

这样的疗效需要功夫，胡老确实对经方的理解远远超乎常人。这个我们可以分析一下，从而加深对失眠理解，也可以加深对中医的理解。胡老通过辨证，认为这个患者失眠主要是因为有瘀血。我们人体的血是有一个总量的，这些瘀血失去了正常的血的作用，不能正常地濡养我们人体，真正有功能的血相对就少了，因为这些瘀血占据了血液的一定比例，那么能够濡养我们心神的血就少了，血不养心，就失眠了。这个不是真的血少、血虚，而是血里面有不正常并且失去功能的血。这个时候我们再养血、生血也没有用，就好比一个杯子的容量是一定的，不把旧的东西倒掉，就装不进去新的。这些坏血在这里占着位置呢，我们只有把这些坏血去除了，才有位置给新生的好血。这就是治病求本，辨证精确，疗效就卓著。

以前治疗这个女子的医生是把钥匙给用错了，一般都按照虚治疗了，但是这个患者就是表现为虚，但是根源是实，实就是瘀血，因为实导致的虚，就是因为有这些瘀血导致真正的好血少了，所以治疗 13 年也治不好病。钥匙选对了，所以几剂药就好了。

助眠进补易犯错　因质而异是良策

许多人睡觉不好，就认为是虚，就开始补，养心安神、补心血等，阿胶啊，酸枣仁啊都用，但在很多情况下，都达不到良好的效果。

确实有一定数量的失眠属于虚，失眠的直接原因很多是虚，但是这个虚的原因是很多种的，并且还有的不是虚，而是实，就是有实热，因为有热而过于兴奋睡不着觉，那么再补就不会有好的效果。这个实，往往就是有热，这个火在体内烧着，我们当然烦躁而睡不着觉啊。这个时候应该去灭火，火灭了，我们也就安静了。这时我们不能补，这相当于抱薪救火啊，本来就是因为小火烧得旺，我们不但不去灭火，反而去加柴，当然会越补越睡不着觉。所以我们要首先判断虚实，是实的就不能补。

另外，就是属于虚的，整体看起来疲乏无力，我们也要有选择地补。比如有的人失眠，同时也是白天困倦，但是往往有便溏、怕冷等表现，舌头是胖大的，有齿痕，这虽然是血虚，但是血虚的原因是水盛，就是因为我们血里面的水多，所以血才虚，这就像我们前面讲到的瘀血占着位置一

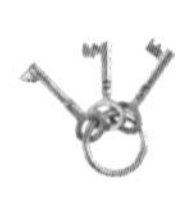

样，这个同样是坏水占据着位置，导致了好血没有位置而少了，我们只有把水利掉才能够生出更多的可以供养心神的好血。越补呢，越滋腻，越滋腻呢，脾胃越受伤，脾胃越受伤，血里面的水越多，也就导致失眠加重，解决不了问题，就是我们治病没有治本，知其然而不知其所以然。

犯这个错误的人很多，许多很长时间失眠的人几乎都有这样的误区，经常养神、养心、补血，但就是没有什么效果。前一段时间就遇到好几个这样的患者，其中有一个是怕冷，舌头胖大有齿痕，失眠很明显。我就问她：你吃过柏子仁丸吗？吃过。酸枣仁呢？吃过。天王补心丹呢？吃过。安神补心片呢？吃过。其他什么养心的、补血的，给我列出了一个大单子。天啊，我不是吃惊她用药的数量多，而是惊诧于没有一个药对路。她就是属于血虚水盛的情况，治疗的时候既要养血还要利水，只有这样，她的失眠才会得到改善。还有一个也是这样，上面的药都是吃过的，都无效，他当时是心烦、口苦、大便也干，我就告诉他，你是一个实证，体内有火，不能再补了，用上清火的对证的药物后很快就好转了。

轻度失眠简对抗　找对原因并不难

我在前面说过，失眠是一个循序渐进的过程，再久的失眠也是一天一天累积起来的，没有一个人生下来就失眠，也没有一个人突然就失眠了5年。**我老在想一个简单的问题，一个长期失眠的人如果在刚开始失眠的时候采取措施，是不是可以避免长久的失眠？**我想，无论是做医生的我，还是不做医生的你，都会得出肯定的答案。**我看到很多人饱受失眠的折磨三五年、八九上十年甚至更久，我真的有点不可思议，**唯一让我觉得“可思议”的就是，有太多的人丝毫都不爱惜自己，对健康、对疾病也丝毫没有敬畏之心，受惩罚是迟早的事情，这是很遗憾的。

遭遇轻度失眠时，就要努力对自己好一点。如果你某晚失眠了，如果有明确的外因，在第二天、第三天要尽量把这些外因对睡眠的影响消除掉；如果是不明原因的失眠，你第一步可以从睡眠环境、睡具、睡姿、睡前食物刺激、睡觉时间等方面找找原因，如果上述都没有异常，可以试试“犒劳法”，给自己用热水泡泡脚，可以加一点利于睡眠的药物，比如是口苦口干、心烦不安等具有实热性体征的失眠，可以考虑用少量的莲子，水煎后服用；如果是心悸、乏力、头晕、健忘等虚性表现的失眠，可以考虑用龙眼肉加少许蜂蜜临睡前冲水饮服。

如果出现短期失眠，就是接连或者间断几晚上失眠，这里给你推荐几个简单的对策。当然要区分一下虚实。

如果是属于实性的失眠，可能我们用一些清火的中成药，就能够解决问题了，也可以吃一些我们前面提到的寒性水果，对于改善失眠是有相当帮助的。

我们自己判断出属于虚性的失眠，可以对着镜子看看自己的舌头，如果是舌头颜色比较淡，比较胖大，齿痕很明显，最简单的方法可以考虑服用茯苓一味药，每天 20 克左右水煎服，可以先吃三天看看效果，如果有效，还可以接着吃三天，如果吃了一周还无效，建议看专业的中医医生。如果属于虚性的失眠，但是舌头并不胖，舌头颜色也比较淡，可以考虑睡前喝一杯红糖水，用红糖一汤勺，加少半杯的水融化后口服。

对于实性的失眠患者，不妨食用苹果、香蕉、橘、橙、梨等一类性质偏于寒凉的水果，在一定程度上有清热的作用，当体内的实热得到控制，失眠的症状也会得到不同程度的改善。另外，这类水果的芳香味，对神经系统有镇静作用；水果中的糖分，能使大脑皮质受抑制而易进入睡眠状态。

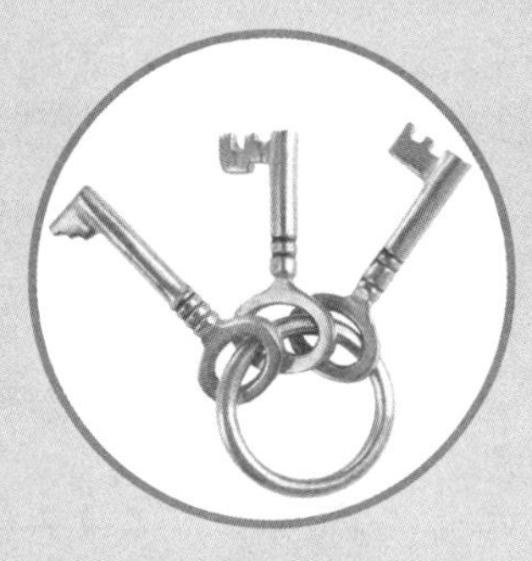

第十章

腰腿痛

腰腿痛，痹证，有时虽表现在表，但根源往往也有里的问题，有时候表现为半表半里，这也是这个病往往久治不愈的主要原因。

如果精气打不过病邪，在外面解决不了，病邪就很有可能往里面走了。腰腿痛也好，膝关节疼痛也好，都是这样。

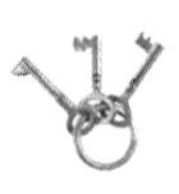

中医有一个病名叫痹证，大家可能听说得不多。痹，可以查一下字典，指由风、寒、湿等引起的肢体疼痛或麻木的病。中医词典里面解释得比较细致一些，是指人体肌表、经络因感受风、寒、湿、热等引起的以肢体关节及肌肉酸痛、麻木，重者屈伸不利，甚或关节肿大、灼热等为主症的一类病证。

这个痹字不好写、不好记，就是麻痹的痹，麻痹这个词，我们常用，一个人说自己麻痹，就是太大意、太疏忽、太马虎，实际上，麻痹的本意是指人的肌体失去感觉。

痹证不是一个具体的病，而是一类病症，本章说的腰腿痛就属于这类里面的，当然本章还会涉及与腰腿痛关联很大的类风湿关节炎、骨性关节炎、痛风等。

三钥匙解腰腿痛　表证时有欺骗性

用三把钥匙来开腰腿痛的锁，特别合适。

我们在前面说过，表里、虚实、寒热都是相对的概念。就我们整个人体来说，里指食管、胃、小肠、大肠等组成的消化管道，表包括皮肤、肌肉、筋骨组成的躯壳。从这个角度来说，腰腿痛属于表病的范畴，当然，也有同时合并里的问题，也有合并半表半里的问题。这个很好理解，因为**腰腿痛的部位主要反映在人体的外在躯壳，所以我们称病在表。从虚实的角度来看，腰腿痛也有虚实之分，一般常年不愈的腰腿痛，以虚证为多。**

我有一个朋友，他以前就有腰痛的问题，有一天突然就痛得很厉害，下不来床了，根本没法动。因为比较熟悉，我就和一个擅长针灸拔罐的同事去他家里看，为了快一点治好，先是针灸推拿加拔罐，稍微缓解，因为他是骶尾部疼，就是腰的位置偏下一些，这个同事说针灸的效果不是很好，还是不能下床。我说还是吃一点中药吧，问了一下，他是中午有点受凉，也没有其他的不舒服，脉象呢，是浮的，我就给他用的葛根汤，这是一个单纯解表发汗的药，他吃了半剂药，过了一会儿就能下床了，后来又吃了另外半剂药，说吃了另外半剂以后，就稍微有点出汗，走路就没有问题了。这个就说明本病还是在表，我们单纯用发汗的解表药就能治好。用发汗解表的药治疗腰痛，你可能觉得不可思议吧，但是中医经常会有超然于我们常规思维之外的东西，但这恰恰是我们的祖先一直在使用的原则和方法。现在只是大家被“腰为肾之府”这句话禁锢了，如果这个腰痛的患者用补肾的药，那就肯定是不对证。

当然，腰腿痛，痹证，有时虽然表现在表，这个表一定要治疗，但是根源往往也有里的问题，有的时候是表现为半表半里，所以就比较复杂，不仅仅是表证，这也是这个病往往久治不愈的主要原因。

腰腿痛病在表，我们把这个作为一个基本的认识确立以后，就要追问这个腰腿痛是怎么形成的，只有弄清这个，对证治疗才有可能。

莫把腰腿当面包　烘烤舒服不了了

去年圣诞节，一个朋友打电话邀我去他家喝咖啡，说是刚弄来了一点纯正的卡玛多咖啡豆。我对圣诞节比较抵触，但对咖啡特馋，他在电话中说的时候，我似乎就闻到香味了。刚好这天我调休，于是立马就过去了。他那是一个比较高档的公寓，一进屋，热乎乎的暖气就扑面而来，我脱掉大衣和毛衣，都觉得热。他招呼我坐下，自己去磨咖啡去了。我看到沙发前边摆了一个电暖气，一摸，烫烫的，我就嚷嚷开了："喂，哥们，你有钱也别这么花呀！低碳一点行不行？你这儿暖气热得都要开窗户了，还开个电暖气，你唱的是哪一出嘛！"我一边嚷嚷一边关了电暖气的开关。他也不理我，端着咖啡机就过来了，一边倒着咖啡，一边又把电暖气打开了。我说："你要气我是吗？你要是炫富或者弄什么时尚，我喝完这咖啡就回家了！"他乐了，说："我至于那么没品位吗？用一个电暖气炫什么富啊？你还是医生呢，别说救死扶伤，你连一点同情心都没有！你以为我不嫌热啊？我开电暖气是疗病呢！"说着就在电暖气上垫了一块棉垫子，把一双腿架上去了。我倒是被他彻底弄晕了，我也从医近20年了，没听说过用电暖气治病的。他看我一脸狐疑的样子，说："你还做医生，连烘烤疗法都不知道！"哦，想起来了，他以前说过他膝关节有毛病，我是听说过烘烤疗法，我以前有一个患者就用过，但今天才亲眼所见。我就问他烘烤疗法疗效怎么样，他说烤起来舒服很多，但烤了几个月也不见好。

这一个下午，我喝着他的美味咖啡，他享受着我的义诊。我跟他说，你用电暖气治疗膝关节疼痛，简直就是小孩搭泥窝窝。

这个膝关节疼痛，也是痹证的一种，也是病在表，就是说的病邪在体表。我们人体其实有一个抵御外邪或者自我调节的良能，有的时候我们得病了，也没有治疗，慢慢自己就好了，就是因为我们自身的良能发挥的作用。这病邪在体表的时候，我们人体就识别了，就把体内的精气、津液往外送，去对抗病邪，也就是说，这个病在第一道防线，在外面，我们人体就想把问题在外面解决，在体表出现了正邪相争，因为正邪相争的部位在体表，所以我们的症状也主要出现在体表，比如腰痛、腿痛、肩膀痛、颈部后背痛等。如果精气打不过病邪，在外面解决不了，病邪就很有可能往里面走了。腰腿痛也好，膝关节疼痛也好，都是这样。

这时候，**如果采取一些措施和病邪抗衡一下，就相当于给人体拉来了一个援兵，当然是好事，但是这个火烤或者热烤并不是好援兵，热烤的方法属于一种外治，治疗方向上是从外到内，有把外面的问题往里推之势，**这个是与人体的驱除病邪的性质方向是相反的，人体的体表出现问题，我们人体是调动里面的力量把病邪从内向外推，所以这种方法存在方向性的矛盾。当然，有的时候我们用一些中药然后用火烤或者加热的方法，这个是可以的，因为这些药里面含有解表的药，用火力是用来促使皮肤吸收这些发表的药物，这是可以的。那种单纯用烤电、火烤的方法是错误的，这是方向性错误。这个在我们的经典著作里面有明确的记载。比如《金匮要略》里面有一句："湿家身烦疼，可与麻黄加术汤发其汗为宜，慎不可以火攻之。"这个说得很清楚啊！这个湿家，就是我们体内有寒湿了，这个不能用火攻，应该发汗。这里面比较复杂，我们就不更多地用原文来证明了。

还有一种是灸法，这个是可以的，我们所说的烤，就是单纯烤疼痛的局部，这个灸法一般是灸穴位，它是按照经络调节脏腑功能的，从而治病，也不是单单烤疼痛的局部，这个不在这个范围内。这个烤法，有人说了，我用过，也是有效的啊，为什么会有效呢？这个古人也是有认识的，认为灸法烤法，虽然火力没有那么大，并且也比较局部，但是向内攻很有力量，《伤寒论》有句话描述得很形象，叫"火气虽微，内攻有力"。热力往往是直接入到里面了，因为里面热了，所以对于人体从外驱除还是有一些帮助，但是毕竟是方向不对。

我治过另外一个患者，就是双侧小腿的血管炎，双小腿一块一块地疼痛坏死，很痛苦，同时呢双腿热烘烘的，也发红，脸也红，还爱出汗。那就是一个里面有热，我当时用的是白虎汤为主，就是清里面的热很有力量的一个方子，效果非常好，后来因为离我这里比较远，为了节约路费一直就这样打电话治疗。治疗了一段时间以后，她说双侧的膝关节又开始疼

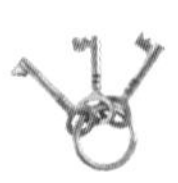

了，就又开始治疗这个关节疼。前一段时间她从外地来了一次，我把前前后后的情况详细又问了一遍，聊了一段时间。因为我一直比较纳闷，因为她这个腿疼，应该是属于有寒湿，为什么里面有那么多的热呢？原来她大概5～6年以前，就有一个关节疼，怕冷又疼，她就开始烤，烤了舒服啊，专门买了一个仪器在家里烤，并且一直坚持每天烤1～3次，烤了两年，那个腿疼也没有烤好，如果烤好了，也不可能坚持烤两年这样长的时间，但体质开始出现变化了，原来怕冷变成怕热了，原来不爱出汗变成爱出汗了，这个就是因为里面有热了，后来小腿也又红又热，开始出现了坏死，就是后来诊断的血管炎了。我知道以后，就马上告诉她，千万不要再烤了，这个不对证。

现在有一个火疗的方法治疗腰腿痛，这个和药浴的性质差不多，这个与单纯的烤法是不同的，是可以的。因为主要是通过一些方式把一些具有解表等性质的药物进行局部吸收，来发挥作用，这是可以的。

腰痛未必肾当家　辨明真凶不抓瞎

中医学认为腰为肾之府，这句话可能很多人都知道，但可不是说腰痛就是肾的问题。我们通常有个误区，比如腰痛，我就经常遇到患者找我，说腰痛得厉害，就是肾虚了，给我补补肾。这个按照三把钥匙辨证来说，单纯地补肾，这个病好不了，有的就是找一些听说有补肾功能的药，比如有的去吃肾气丸，这个一般好不了，因为病是在表，是在外面，这些补肾的药确实是温性的，有抵御寒邪的功能，但要通过解表的方式来同时治疗才能好，可以选用既有补肾功能也有解表功能的药物，或者配合上解表的药物，效果才会好。解表的药物，一般就是指能够起到发汗作用的药物。

这方面的患者很多，有一个典型的，她就是双腿又冷又疼，10多年了，冷痛到什么程度呢？夏天到了晚上还要穿着秋裤睡觉，袜子都不能脱，就这样有时晚上两条腿还是冷痛得睡不着觉，平时也是又怕冷又怕风。以前用了不少温性的补药，还有朋友送给她鹿茸什么的，让她补肾，都没有什么效果，她说自己都绝望了，认为一辈子就这样了，好不了了，找我看。这也是病在表，用了一些温性的药，同时配合着用了一些解表的药，她这个病很快就好了，她非常高兴。

还有一个患者，他是双脚冷，有时脚跟痛，诊断是骨刺还是筋膜炎了，这个诊断我们只是做一个参考，还是要通过中医来辨证。他平时容易出汗，他的病也有 10 多年了，久治不愈，由于脚又冷又疼，晚上一直不能好好睡觉。我就是用桂枝附子汤加茯苓、苍术，方子很简单，当时开了 7 剂，他后来说，只吃了一剂，当天就睡了一个好觉，觉得明显好转。这方面的例子太多了，大家也积累了很多的经验。

镇痛药物有作用　过分依赖误根本

腰腿痛为什么吃止痛的西药也管用？这是因为西医的解热镇痛药，有出汗的作用，也就是解表的作用，所以可以缓解病情，但是往往是当时吃了管用，不吃了就又疼，这是为什么？因为一般这个是表证的虚证，是有表的问题，但是由于虚导致的外面的问题，虚还是要补一下，这个虚是里虚，并且一般还有湿，这个湿和寒，胶着在一起，就不容易驱除。

我们有腰腿痛的人都有体会，吃了止痛的药会好一些，但是过了这一阵就又开始痛了，这是为什么呢？有效是因为方向是对的，病在体表，我们用这些止痛药一般还是有发汗作用的。这个我就有体会，头痛了吃点止痛药，就是出汗，有人出汗多一些，有人出汗少一些，有的人还不怎么发汗，但是疼痛会缓解一些。但是，我们**中医认识这些腰腿痛，不单单是表有寒，一般还有湿，这一般是从里面来的，是里面的虚产生的湿，在体表遇到了寒邪纠结在一起**。也就是说，除了外面的问题，还有里面的问题，并且体表的致病因素也不是单一的，就是说既有表又有里的问题，只是治疗表，效果当然会差，不会好，所以我们只用止痛药，长久的疗效不会太好。治疗的时候要表里同治，根据具体情况确定治疗方针。

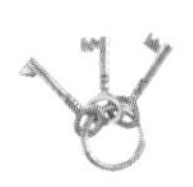

别说疼痛事不大　一拖再拖是自杀

很多人把腰腿痛或者其他地方的疼痛不太当回事，虽然是有时疼痛难忍，但痛过之后就万事大吉，阴雨天明显点，平时觉得也挺好。事实的确如此，但因此不当回事就不对了。这里说的里面虚寒，一般我们也可以认为是脾胃的虚寒，根源还是和脾胃有关系。脾胃比较好的人，气血就比较充足，抵抗外邪的能力就比较强，表也比较充实，所以就不容易感受外邪，就是感受了比较强烈的外邪，由于里面比较强，所以也容易驱除病邪。**而如果由于里面的虚寒，就容易产生病理的水饮、湿，这些和外邪掺和在一块，这个病就不容易好，所以我们还是要引起重视，把疾病控制在早期阶段，不要等不可收拾了再去收拾。**我们可以看到，一些疼痛的患者，时间长了，关节都变形了，这就是说明病情加重了，多花钱不说，自己也痛苦。

我的一个朋友就是这样，他以前就有腰痛，身上也有疼的情况，平时感觉也没有什么特别的不舒服。有一天他受凉了，找我看了一下，他是怕冷、怕风，腰疼得厉害，身上也疼，还有心烦，外面有寒里面有些热，我给用的大青龙汤，一剂药就缓解了许多，吃了两剂就不疼了。他这个情况就是既有表的问题，还有里的问题，都要一起治疗才能治好。他这种情况如果一直拖着，恐怕就不是一两剂药可以解决的，越往后越不好治，因为疾病往往会发展变化。

常年腰腿痛的人，往往是这样的，用止痛的药物有效，但是痛得不厉害的时候就忘了，吃了许多药，有的有效果，有的没效，就这样拖着，有的病情严重了，甚至要做手术。其实手术只是最后不得不用的“法宝”，但手术不是万能的，手术本身也有风险，而且伤筋动骨，多少会有些后遗症。腰椎、膝关节、颈椎等在我们一生中活动较多，经过手术后，这个部位会变得相对脆弱，更容易受到伤害。而且一旦做了“摘除”“置换”等手术后，关节再难以恢复原来的力量与柔韧性。我们如果能够早期就治疗，并且如果用药比较合理的话，会有很好的效果，那我们为什么要等到最后做手术呢？**那种依靠手术的想法是绝对错误的，那是没有办法的办法，如果能够通过保守治疗就能够解决我们的痛苦，为什么要挨这一刀呢？**这个我们可以问一问身边的人，是不是这样，平时拖着不治，最后做手术治疗了，疼痛是没有了或者缓解了，但是不是这些关节和以前一样灵活和方便？问问他们就知道了。

人身上有病了，人体会自己来想办法解决，所以我们偶尔有些不适，后来自己就好了，就是我们人体自己解决了问题，但是限于一定的条件，有时我们人体自己解决不了问题，我们就通过一些药物，因势利导，帮助人体来解决问题，用得对，就可以解除这些疾痛，我们就不要等着做手术了。

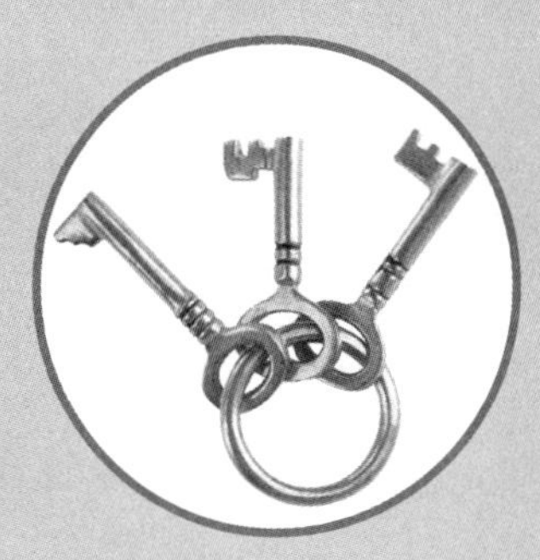

第十一章

抗衰老

衰老，包括衰和老，这个“衰”本来是指古人的丧服，后来引申的意思是有生命事物靠近死亡的那么一种状态和过程，其含义类似于灭绝、枯竭、减退，通俗地说就是生命走下坡路，是那一段。

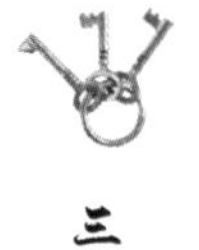

我在北京电视台《养生堂》做系列养生节目的时候，抗衰老是编导定的一个题目，这个题目对我来说，不是十分有把握，不像涉及具体疾病的内容那样特别得心应手。但没把握归没把握，既然编导要我讲，我还是认真准备了，出乎我的意料的是，观众反响特别好，估计是老百姓对抗衰老太心切。

在节目录制的现场热身的时候，我开玩笑说，我在我们医院的中医科当主任特别不占便宜，患者会想啊，像个毛头小伙子，当主任靠谱吗？觉得很冤，别看我长得嫩，论年龄，我三十多岁，论资历，也临床十几年，但就是像一个大学刚毕业的小伙子。不过，这样的话，让我讲抗衰老就有点资本了，我长得这么嫩，就是抗衰老抗的嘛！我讲得大家都乐了，其实我想和大家推心置腹交流抗衰老，与嫩不嫩关系不大。

寻找衰老反义词　并非只是戏文字

我在准备《养生堂》抗衰老专题讲稿的时候，一个星期都不知道从哪里讲起，后来我想，应该从衰老的反义词讲起，这样比较容易切入，也有点新意，于是我就在百度搜索"衰老，反义词"，这么一百度，我自己都乐得年轻了好几岁，百度上简直无奇不有。

我这里摘录几条搜索的结果：

"老"可以有"小""少""新""幼""嫩"等反义词，至于衰老，我觉得可以用青春、年轻之类的，主要看用在什么样的句子里。

年轻——衰老　　青春——苍老——衰老

衰老——强壮

衰老——成长

衰老——健旺

还有一些其他的答案，或许这些答案都不是"衰老"标准的反义词，但提供答案的人们的取向和思路基本上都是相同的。这就让我思考，真正意义上的抗衰老，究竟是抗什么？应该怎么抗？

衰老，包括衰和老，这个"衰"本来是指古人的丧服，后来引申的意思是有生命事物靠近死亡的那么一种状态和过程，其含义类似于灭绝、枯竭、减退，通俗地说就是生命走下坡路，是那一段。当我们说一个人衰老，一个民族衰亡，一个国家衰败，一种经济衰退，都有一种江河日下般不可挽回的颓势，说起来都会有一股哀怜的感觉。

如果我们说一个人衰老，他可能会觉得大受打击，但衰老本身，却是自然规律。就拿我们人来说，什么样才叫衰？就是各种功能出现减退就可以叫衰，所以衰和老通常是连起来说的。人"衰"的年龄、速度、进程状况，都不太一样，有的人四五十岁就有"衰相"，未老先衰说的就是这种人；有的人七八十岁还没有明显的衰的迹象，老而不衰。这种反差说明什么呢？每个人得出的答案可能不同，在我看来，这种反差恰恰说明，衰老

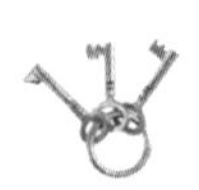

的确有一定程度的可抗性、可逆转性，也就是说，抗衰老在理论上是可行的。

那么抗衰老抗什么？应该是阻止、延缓生命各种机能的减退。为了让抗衰老行之有效，我们必须对衰老的表现和规律有一定的认识。

衰老是个敏感词　残酷现实难回避

一个爱美的女士，当一次在镜子中看到自己的鱼尾纹之后，照镜子的频率可能会增加，对容颜的在意给她增添了几分愁绪。

一个当过经理、当过主任或者更高职位的男士，有一天进办公室的时候突然发现没带门钥匙，虽然秘书帮他开门了，但他却偷偷一声叹息。

一个40多岁的职业女性，周末逛大型超市，超市门口正在进行妇女用品优惠酬宾，她正好经过，促销小姐给她推销一种卫生巾，她拿起来看了看，放下了，跟促销小姐开玩笑说："只有下辈了才用得上啦！"促销小姐一怔："怎么这么说呀，你那么年轻！"她拍了拍自己的脸，模仿正流行的一个化妆品广告台词："粉！你看得出我搽了粉吗？"

一个司局级干部，在一个比较重要的会议上做演讲，听他演讲的有他的领导，也有官场上较劲的对手，他为了这次演讲准备了很长时间，早上出门的时候，他夫人帮他弄发型就用了20分钟。他演讲得非常好，底下掌声不断，就在他拱拳鸣谢的时候，突然一口涎水流了出来，经验丰富的他赶忙若无其事地用手捋了一下，这一幕，永远留在了现场录像中。

……

上面这些情景，你遇到过吗？实际上，这样的情景几乎每天都发生在我们身边。早上起来梳头时，发现添了几根白发；上不了几层楼梯就开始喘，下楼时还得扶着栏杆，不然膝盖受不了；本来想找一件什么东西，可转身就忘了；都是身边的熟人，可就是想不起名字来；晚上翻来覆去睡不着觉，耳朵叫得让人烦躁不宁……当然，这些都是比较明显的衰相，有时候比这更严重，可能有时候没有这么严重，我们更关注比这轻一些的衰相。

唐朝大诗人白居易写过一首《咏老赠梦得》:“与君俱老矣，自问老何如？眼涩夜先卧，头慵朝未梳。有时扶杖出，尽日闭门居。懒照新磨镜，休看小字书。情于故人重，迹共少年疏。唯是闲谈兴，相逢尚有余。”白居易先生晚年患眼疾、脚疾，看书、行动多有不便，眼睛干涩昏花，早上起来头也不梳，整天待在家里，有时拄着拐杖出去走走，懒得照镜子，小字的书也看不动了，总愿意和老朋友待在一起，很少与年轻人相处……白居易的诗就是对衰老的一个形象写照。

现在回到本节的主题，你对衰老敏感吗？这个敏感有两层含义，意思是衰老的表现容易在你身上体现，你比同龄人更“早生华发”，你的色素沉淀比别人明显，这是其一；其二呢，你对衰老的反应比较敏感，你走在街上，听到一个人喊小老头，你就以为是喊你的，而且心里不舒服，很忌讳同事、朋友谈论青春话题，对年轻的帅哥美女易生妒忌心，等等。这都属于衰老敏感。

我要跟你说的是，衰老敏感的第一层是可以延缓甚至在一定程度上逆转的，但如果你主观上对衰老敏感，那就只能加速你的衰老，那就不是岁月催人老，而是你的心眼催人老。

长寿就是慢慢老　衰老起点往后跑

求长寿是人的本能之一，我们在现实生活中也曾听到“活腻了”这样的话，但相对是极少数，而且有人所谓活腻了，主要是因为有太多不如意，以自己的脆弱对社会的一种反抗姿态，这个是社会话题，我们就不讨论了。当然，还有一种活腻了的情况，就是被某种或者某些疾病折磨得痛不欲生的，多活一天就多一分痛苦，这种情况我们更应该多加关注。

长寿在我们眼里是按活的年头计算，但我觉得生命质量（这里不说生活质量）比寿命更重要一些。一个 70 岁寿终的人，与一个活到 90 岁，其中 15 年卧床，两者相比，我相信很多人都愿意选择这个 70 岁的。如果我

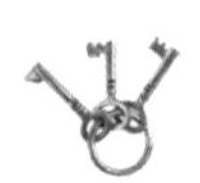

每一天都清清爽爽、健健康康，长寿和不长寿，恐怕都不太紧要。

衰老与年龄有较大的关系，但年龄绝不是衰老最重要的决定因素。一般来说，长寿者比一般人衰老得慢，我们难以想象，一个百岁老人会在50岁的时候就衰老，所以，关注衰老，一要关注开始衰老的时间，二要关注衰老的速度。所谓抗衰老，说到底就是让衰老慢一点。

一方面，我们人类的平均寿命越来越长；另一方面我们现代人的衰老起点越来越早。一般认为加速人体过早衰老的原因主要有三点：一是能量物质的严重亏空；二是垃圾废物的严重滞留；三是睡眠时间的严重减少。而且对这三个原因的理解也有问题，尤其是能量物质的理解，很多人都理解为加强营养高过一切，拼命吃好的、拼命进补。实际上，大量的所谓营养物质都变成了人体垃圾。精细化、高蛋白的饮食结构严重腐蚀着我们自己。在现实生活中，我们看到这样的现象，吃得好和身体好不仅不成正比例关系，反而严重倒挂。吃的消费越高，用于处理身体问题的花费也越高，这倒是正比例关系。至于睡眠，我在前面讲得比较多，这里补充一点，如果你睡觉的时间和质量低了，就是加快了衰老的步伐。

多种手段抗衰老　合理生病是个宝

“合理生病”是金光印编辑提出来的一个概念，我把这个概念借过来，是希望本书的读者切实树立合理生病的理念。

这个世界上，找不到不生病的人，但可以说大部分人的病都“不合理”。这个理，指的是自然之理，就是自然界的逻辑。我们很多人很不尊重自然界的逻辑，所以疾病丛生。

大家不是求长寿吗？大家想一想，有几个寿星是疾病缠身的？又有几个“病秧子”长命百岁？疾病是对人生命的消耗，这应该是常识吧！有的人发一次烧可能会出现“烧掉一层皮”的情形，这样的发烧能经受多少次？有的人感一次冒，十天二十天缓不过来劲，动一次骨科手术，至少要两三个月的恢复周期。这些都不算严重的，如此种种，我们的衰老在疾病这个强大的发动机的推动下在快车道上飞驰。

合理生病的“理”，没有法定的标准，全靠我们自己来掌握。但可以说，对这里认识越透彻，你生病的可能性相对就越小，至少，生不合理的病的概率会减小。

合理生病，说到底就是避免不良生活方式造成的疾病。世界卫生组织曾经有一份得到广泛认可的报告，其中指出，在危害人类健康的疾病中，社会因素占 10%，医疗因素占 8%，气候地理因素占 7%，而个人生活方式、行为习惯占 60%。我们的“早衰”，大概就是这 60% 造成的。

我们都知道“非正常死亡”这个说法，像自然灾害、工程事故、车祸等造成的死亡都属于非正常死亡，一说到医学意义上的非正常死亡，大家很容易想到医疗事故，但实际上，因为患者本身导致的非正常死亡也数量惊人，当然我们说的患者原因也有社会因素在里面，比如健康教育的缺失、医疗水平和条件的不均衡等，都造成了患者对某些疾病无能为力。但我们必须知道，这种情况造成的非正常死亡，在法律上是没有任何人承担责任的。

很多的人都是“不该死”的，死得可惜，但可惜是挽回不了生命的，所以我们只能努力做到合理生病，才能使抗衰老、减少非正常死亡成为可能。

生活方式有优劣　谁系绳子谁来解

不良生活方式危害健康，这个大家似乎都知道，不健康的生活方式包括饮食不规律、睡眠紊乱不充足、缺少运动、抽烟喝酒等，这个大家也都知道，唯一不知道就是如何告别不良生活方式。

我和金光印编辑讨论过生活方式问题，我对当下人们缺乏尺度的生活方式感到困惑。金光印编辑说，生活方式其实是智商。他给我讲了一个故事，我听了特别受启发，就让他写出来了，在这里和读者朋友一起来分享这个故事，原文的标题是《一切都能做到》。

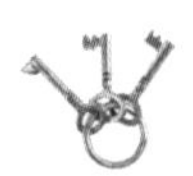

我的一个好朋友，戒酒有两年了。但他曾经是“职场酒仙”，曾经一个星期因为喝酒住三次院，第一次输液，第二次洗胃，第三次胃出血，之间只隔了一天。尽管如此，他可没想过不喝，他老跟我说，职场上就这样，不喝酒不能成事。

那他为什么戒酒了呢？是因为爱惜身体吗？不是，是因为受到一次深刻的刺激。

那时他准备做一个公司，谈了一个非常理想的合作伙伴，资金实力相当雄厚，资源也广阔，和他搭伙事业腾飞似乎指日可待，对方对他的能力和构想也都很欣赏，谈的条件对他来说特别意外，让他投入的资金很少，占的股份比例却很大，用他自己的话说就是还没成交就卖出了身价。

把合同的细节都谈妥了，就等第二天签署了，当晚对方设宴庆祝，我这位老兄发挥了他的酒场必杀技，把对方喝倒了一个，自己也高了。他说，今天真是尽兴了。

一夜无话，第二天他就等着对方来电话让他去签协议，电话是准时来了，可是等来的并不是前景光明的合作，而是“死刑判决书”，给他打电话的是对方的一位副总，他说：“很遗憾，我们的合作不能往下走，我们老总让我跟您说清楚，他对酒桌上表现卓越的人不能建立信任。”

我朋友说，这句听上去有点刺耳的话让他一辈子受用。他现在事业做得很不错，而且把酒戒掉了，身体也特棒，找到了一个让他心仪的爱人，这一切只用了两年的时间。我后来特意问了他两个问题，一是对那次合作泡汤有多大遗憾；二是现在戒酒了，对那时候恋酒是怎么看待的。他的回答让我也深受震撼：

第一，是零遗憾，因为那位老总直率、真诚的话给了他一生事业的资本，的确，酒桌上的话九成违心讨好、逢迎卖乖，这种话说多了，平时讲假话都不需要打草稿，是不可信任。酒杯中不可能有友谊，所以，那位老总给我的，是人生观。而且，现在他们和我还是有合作，虽然不是搭伙，但业务上的合作对我事业的突飞帮助巨大。我后来经常和那位老总一起喝茶，他又说了很多金玉良言，其中我最敬仰的一句话是：一个人在一生中和谁合作都不重要，重要的是虔诚地和自己合作。

第二，现在看当年喝酒，当然觉得可笑，但我不轻贱自己的过错，因为那也是自己的一部分。我戒酒是因为受了刺激，但很多人受刺激是越刺激越糟糕、越堕落，我的不同在于我醒悟了，而且坚定地告别了酒，当时很难啊，我实际上是有了酒瘾的，是医学上界定的那种酒瘾，戒酒的那会儿那个难受，我说我能想象得到吸毒是怎么回事了。戒酒那个难，无法言表，但我做到了，我这样人很可怕啊，没有做不到的事情。现在很多人的生活方式都很不健康，有一万个理由保持，自己还感觉很好，这种人我不看好。在我的圈子里，包括那位老总在他的公司里，都拿我戒酒的例子作为励志教材，没那么神，我戒酒只说明，人的一切不良生活方式都可以改变，只要你愿意。

上面是金光印编辑讲的故事，我想问问我的读者，你的不良生活方式中还有哪些不能改变呢？

抗衰路上需进补　黄金法则共有五

如果可以进行量化，我认为人衰老的因素有一半以上要归罪于疾病。人们总希望自己少生病或者不生病，于是千方百计提高抵抗力，千方百计给自己进补，于是保健品市场长盛不衰，一些畸形的进补消费比比皆是。

传说中的冬虫夏草是神赐补品，于是许多有身份、有地位、有财力的人孜孜以求，致使其价格居高不下。媒体上报道有一个贪官，在被捕的时候，办公桌上还泡了一杯冬虫夏草，这一杯就得两三千块钱。至于冬虫夏草是否如传说中那么神奇，我持不同意见。而且，这么昂贵的补药也不是任何人都能吃的，痹证患者，孕妇及哺乳期妇女，感冒发烧、脑出血、有实火或邪胜者都不宜用。

吃不起虫草，就退而求其次吧。于是，各种各样的参、阿胶、灵芝、鹿茸被视为上品，市场繁荣，以致于以牛皮代替驴皮熬制的伪阿胶也大行其道。再往下，常规中药里面也有大量的补药，如桂圆肉、首乌、山茱

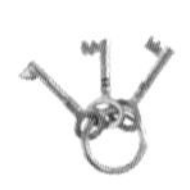

萸、山药、枸杞等，这些我们普通老百姓也吃得起。

对于普通老百姓的进补需求，我从感情上是理解的，但我要说，很大一部分可以进补的人都不善于进补，还有一部分人补出了毛病。

从大的方面来说，进补首先要弄清楚补的目标，如果只是听别人说某某药补，就跟着吃的话，那是肯定不行的。

从抗衰老的角度来看，很多人都想补肾、补脾胃，因为大家都知道“肾为先天之本，脾胃为后天之本”。如果脾肾真的虚衰的话，那是必须补的，肾和脾胃一虚，衰老就像动车一样快。但无论是补肾、补脾胃，还是补其他的，都需要辨证施补，都要辨阴阳、明虚实、分寒热。

具体地说，为了真正达到抗衰老的目的，进补要遵循以下五大黄金法则。

第一要有故而“补”。服用补药要根据具体需要，而且要区分阴阳、气血及五脏、六腑，有针对性地给予补益，方可起到扶持正气、保持健康的作用。也就是说，补要有补的原因，要看看是否适合补、应该补什么。举个例子，当你三天没有吃饭的时候，饥饿难忍、疲乏不堪，这时候需要给你补，这时候我想一个馒头、一碗米饭对你的补益作用要比给你吃一斤人参的功效还要大。所以，量体裁衣，根据具体情况来补益十分重要。

第二要“补”之有度。应用补药，是为了纠正人体脏腑气血阴阳的不足，改善五脏六腑的功能，使身体的各个脏器功能达到平衡，保持健康。所以补药的应用要注意权衡守度，不可过量，正如过犹不及。就像我们刚才提到的馒头，如果我们饿得很厉害的时候，吃两个馒头，那么这两个馒头对我们来说就相当于良药，如果我们一下子吃十多个馒头，我看就不是良药了，就成了毒药了，搞不好会要了性命啊！

第三要“补”之有时。四时交替，阴阳消长，人体阴阳也随之变化，因此应顺应春夏秋冬的季节交替而应用药物，古代有春夏养阳、秋冬养阴的说法，这是经验的总结。

第四要以和为“补”。人生病除了由于气血阴阳亏虚、脏腑功能衰弱之外，还有阴阳失衡、脏腑不调、气血失和的状况，因此通过应用药物来调和阴阳、疏达气血、调理脏腑，使之保持平衡与协调，同样是食物和药物养生的重要措施。

第五要以通为“补”。人体发生疾病和衰弱，常因气血的阻滞不通引起。由于阻塞，气血不畅，脏腑功能衰弱，升降出入受阻，影响了气血的化生和脏腑功能，必然引起疾病，缩短寿命。有人认为现在疾病的根源就在于不通，比如脑血管不通引起了脑梗死，心血管的不通引起了心肌缺血、冠心病等，肠道的不通引起了胃肠疾患等，都有一定的道理。

食物可帮你养生　摸清体质是根本

现在开车的人越来越多，很多人都知道，汽车行驶够一定里程，即使没有什么问题，也都会送去保养一番，这为的是将车一直维持在良好的状态。同样，我们人体也需要定期的“保养”，而不是等到身体不舒服了才去调理，那样就会晚了点了。

人体是一个整体，所有的不适都会最终落实在表里、寒热、虚实这三把钥匙上面，我们的三把钥匙可以开启延缓衰老之门。

简单笼统地说，如果有身体困倦不适、容易出汗、头痛、身上痛怕冷怕风，那这就属于表有问题了；如果有吃饭多、喝水多、大便不调、脚热、脚凉的，就属于里有问题了；如果怕冷、怕风、特别喜欢吃热的属于寒；如果最喜欢吃凉的、口干口苦、舌尖红、梦多心烦的属于热；如果乏力、没有精神、吃饭少的属于虚；如果声高气粗、壮实的则属于实。

在地图上如何确定一个坐标，那就需要先确定经线、纬线，经纬相交就可以确定一个坐标。同样道理，我们运用三把钥匙，也需要把我们人体不舒服的症状综合起来，进行有机的分析，才能确定病位和病性。将上述结合起来，就可以判断出来我们机体到底哪方面出问题了。就比如我们去医院，首先要把病情给诊断清楚了，才能对症下药，所以只有明白我们身体到底哪方面出问题，才能有的放矢地去调理。

我们养生就是要去除加速衰老的因素，就要根据程度来选择不同的方法。

如果有非常典型的症状，如口干口苦得厉害，大便又不好，就应该及

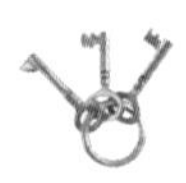

时地去医院就诊，服药调理。如果多多少少有些症状，但又不很典型，就可以运用三把钥匙自己调理。再有就是没有什么不舒服的症状，身体、精神都非常好，那就恭喜您，您的衰老速度肯定很慢。

中医治病很简单，比如寒者热之、热者寒之、虚者补之、实者泻之，就和天冷了加衣服、天热了脱衣服的道理一样。我在前面介绍了些瓜果菜蔬的寒热温凉之性，如果辨出来属于虚寒体质的人，可以利用瓜果菜蔬来以偏纠偏，达到调和目的。

虚往往和寒相伴，比如虚寒最常见，比如虚寒体质的朋友，可以吃点温性的药物，最常见的就是生姜、大枣，喝点小米粥、山药等养养胃，少吃点虚寒之性的蔬菜瓜果，比如芹菜、苦瓜等，因为脾胃是后天之本嘛。平日脾胃不好，吃饭不好，有时候容易呕吐、便溏的患者，在做菜的时候可以适当加入些辛温的佐料，比如肉桂、八角、茴香、生姜、藿香、大蒜、葱白等，可以起到健胃的作用。

早在《伤寒论》中，医圣张仲景就给我们提供了一张非常好的食疗方，就是当归生姜羊肉汤。这里，我还要强调一下，食疗方也是要有取舍的，也是有一定适用范围的。当归、生姜、羊肉偏温补血益气，所以适用于虚寒体质的人，适用于手脚凉、血虚的朋友，而不适合有口干口苦有热象的朋友。前面我们讲了吃补药一定要把握住原则，就是根据三把钥匙来判断需不需要补，如果需要补的话，该怎么补、补哪方面？例如体内湿气比较大的朋友，在补之前一定要把湿给祛除，否则很难补益。正像老百姓所说的那样，有时候会虚不受补。

实热体质的人相对虚寒体质来说要偏少一些，但也常见，这样的朋友可以平时喝点菊花、金银花、夏枯草、栀子茶等，吃菜可以吃点芹菜、苦瓜、黄瓜、西瓜等，可以起到清热祛火的目的。同时戒烟戒酒，因为中医学认为烟酒都是辛温之性，容易蕴湿生热，为虎作伥。

当然了，如果上述方法不能帮助您纠正体质的偏性，那就要及时地就医，吃点中药来帮助您纠偏了。

温阳滋阴气血精　十大攻略助养生

在我们的现实生活中，我们通常把衰老和进补联系在一起，许多医家总结了一些通过进补来抗衰老的方法，经过大量的临床试验，被证明有一定的效果。

中医里的进补一般是针对以下几种情况：一是调补气、血、精、神；二是调节阴阳；三是补益脏器亏空。这一小节推荐的一些攻略，都是从上述几个方面出发的，当然，中药很浩渺，达到某个进补目的，可以用很多很多的药物，但这里列举的单味药，只是说这个药在这方面效用最为突出。

进补的核心在于找对目标，俗话说缺什么补什么，如果在某方面你不缺、不虚、不亏，但你觉得某种药是补药就服用，这就犯了错误，轻则无效或者不舒服，严重的会引发其他疾病，所以大家实施这些“攻略”的时候，具体还应该在医生指导下应用。

一、补元气——红参

如果你经常感觉极度疲倦，看一会儿书觉得很累，爬几层楼梯也觉得很累，就是说干了并不太重的活就容易疲劳，而且比正常人容易怕冷，这种冷不是外界的寒风或低温使你产生的感觉，而是感觉身上寒，那你可能是元气不足，可以首选红参来提升你的元气。

红参是相对于白参来说的，是白参的熟制品，经过了蒸制。

药店有卖红参的切片，你可以买来整根的红参自己切片，切的时候把整根红参蒸一下，蒸软了，切起来就比较简单。

红参的用法很多，最方便的是咀嚼或泡水，把红参放在杯中用开水冲泡，可以反复冲泡三次，最后把参片捞出来嚼碎咽下。还可以加红参炖汤、熬粥等，这就不拘一格了。

红参除了补元气、提高人体抵抗力之外，还有很多效用，比如益血安

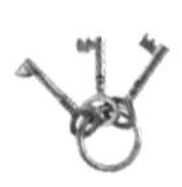

神、补肺健脾益肾（虚寒）等。

建议用量为 2 ～ 6 克 / 日，请注意最好不要同时喝茶、喝豆浆，也不要吃白萝卜，它们会直接降低红参补元气的力度。

二、补血——当归

当归在中医里是著名的治疗妇科病的良药，但在临床中不局限于妇科，凡是有血虚、血亏的病征，都可用当归，所以，当归也被视为补药，主要是补血。女性的月经量少、色淡时，服用一些当归，会有所改善。另外当你经常感觉到眼睛干涩，面色、唇色苍白，也要考虑补血，当归可以作为首选补益药物。

当归吃起来比较简单，开水冲泡，水凉后饮用就可以了，每日建议用量 10 ～ 15 克。

当归除了补血之外，对心血管系统以及对子宫都有一定的补益和调节作用，所以当归也被称为女性之友。不过，孕妇服用一定要在医生的指导下。

另外，需要注意，当归是具有温热性质的补血药，所以平时有手指脱皮、脸上长痤疮、头发出油较多、眼睑发红等情况的血热人群不宜服用。

三、活血——川芎

无论是中医还是西医，都强调“活血”对于健康的重要，血滞、血瘀都是衰老的因素，但是我们很难知道自己是否血滞、血瘀。如果你身体的任何一个部位出现了针刺样疼痛，或者有心胸憋闷、嘴唇青紫或黑紫的情况，女性月经出现血块，都可能是血滞、血瘀，在上述情况下，川芎可以帮你。

川芎药名中的川就是四川，这种药材的主产地是四川和云南。

川芎食用效果最好的是泡酒。一方面经过一周的浸泡，药效能够更好；另一方面，外川芎的活血功效与白酒比较匹配。

女性饮酒的较少，那就可以用开水冲泡川芎，但一定要趁热喝药水。建议用量为每天 3 ～ 10 克，泡酒也可以参考这个标准。

女性在经期使用川芎一定要注意，在整个经期以及前后各三天这一段时间内，如果没有医生的指导建议时，一定不要自行服用川芎，可能会造成月经量多等情况的发生。另外身体有出血倾向的疾病，如脑出血、血小板减少性紫癜、白血病、功能性子宫出血等情况，请在医师指导下服用本药。

四、补肾精——熟地

熟地全称熟地黄，是地黄经过炮制的形式，不过无论是医生的处方中，还是我们平时，都很少说熟地黄，直接用熟地这个名字了。

熟地质润入肾，滋补肾阴，填精益髓，是补肾阴之要药。古称“大补五脏真阴”“大补真水”。与山药、山茱萸等同用，治疗肝肾阴虚、腰膝酸软、遗精、盗汗、耳鸣等。

熟地与其他药物配伍的方法很多，具体要请医生开方，如果你出现性欲低下（或无法完成性生活），腰酸，发白或脱发，牙齿不好，都可以考虑服用一些熟地。

熟地有效的成分很难用开水冲泡出来，所以最好的方法是洗净熬粥，每日建议用量为 15 ～ 30 克。

如果服用熟地是补肾精，那在性生活方面最好节制一些，不然就像一边给自已车打气一边扎车胎一样，在用熟地补肾精期间，性生活频率不要大于每十天一次。

五、温阳——桂枝

温阳是中医的疗法之一，就是温通阳气，当人体的阳气不足时，温阳就可以促进阴阳平衡。那么在你出现关节疼痛，女性出现痛经而且遇寒加重，男性有阳痿、早泄等表现时，可以考虑用桂枝温阳。

所谓桂枝，就是桂花树的枝，是春天枝叶萌发的时候裁剪晾干入药的。解表名方桂枝汤的主药就是桂枝，是因为桂枝有解肌发表、调和营卫的功用。

用沸水煮桂枝 5 分钟，倒出汤液，温服即可，每天建议用量为 3 ～ 10 克。

由于桂枝性温，如果有口臭、眼睛红、耳流脓等现象就暂时不要服

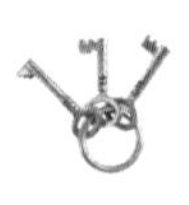

用，等待上述症状消失后再服用。

六、滋阴——枸杞子

我们反复强调阴阳平衡，如果出现阴虚，那就要滋阴，滋阴也是中医疗法，如果是作为治疗，必须是专门的方剂，但如果症状不严重，可以服用枸杞子，能起到一定的滋阴效果。

哪些情况预示着你要滋阴呢？一个字就是“干”，眼干、咽干、鼻干、外阴干燥、便秘等现象长期出现，就该滋阴了。

枸杞子的服用方法很多，嚼服、冲水、熬粥、泡酒都可以，不过阴虚之人最好不要用泡酒的方法。每日建议用量 15 ～ 30 克。

大家都知道枸杞子味道较甜，所以舌苔比较厚的人（体内有湿），不宜长期服用。

七、清热——黄连

“热”是我们经常遇到的外邪，在中医里，热有虚实之分，如果是治疗就要专门辨证，但作为养生，不必分得特别细，黄连是很好的清热佳品。

热证的具体症状包括牙痛、皮肤疖肿、痤疮、便秘、口臭、耳流脓、眼红、咽痛、白带色黄味臭。上述症状黄连一般都有效。

用法比较简单，开水冲泡，如果不能接受黄连的苦味，可以适当加入具有清热效果的冰糖。每日建议用量 2 ～ 6 克。

胃寒的患者、宫寒的女性不宜服用黄连。

八、补脾——白术

补脾的问题，我在书中讲得比较多，如果脾胃问题比较严重，还是应该请医生调理，但如果只是下列症状，可以服用白术：胃部或腹部胀气明显，尤其是在饥饿时，没有食欲、大便稀、疲乏。

用法比较简单：把白术粉碎成细粉，最好是买的时候，请药店的药师帮你碾一下，很方便。用白术粉末放入碗内，加点蜂蜜，用开水冲调成药汤即可服用。每天建议用量 6 ～ 15 克。

白术有明显增强食欲的作用，所以那些平时食欲较好或是食量较大的人，不要服用为好。另外，我们前面说过白术能够治疗便秘，怎么这里白术又对便溏有不错的效果呢？我们要注意用量，一般白术的用量超过30克/日，对于那种虚寒、寒饮导致的便秘会有很好的效果，一般剂量的白术配合使用，对于便溏会有效果。

九、疏肝——柴胡

所谓疏肝，就是疏通肝气郁结。作为养生的方法，当然也存在补肝的问题，但我们的肝气郁结的情况更加普遍，在本攻略中，把疏肝列为护肝之道。肝郁的症状包括经常叹气（长出气）、胸闷、烦躁、易怒、抑郁、有攻击倾向。

用开水冲泡柴胡，把汤倒入碗中，在汤中滴入山西老陈醋5～10滴，即可饮用。每日建议用量3～6克。柴胡是很好的一味中药，通常情况下，在上述的剂量内是不会产生不适的。

十、安神——茯神

茯苓自古就有“四时神药”之誉，作用比较广泛，茯苓的内核叫茯神，是宁心安神之佳品。如果你难以入睡、睡后易醒、醒后难睡、做梦较多、睡醒后不觉解乏，茯神能帮你缓解。

用法和前面说的白术一样，碾粉、冲泡，加生蜂蜜。每天建议用量6～15克。本品对人体没有副作用，但如果平时就比较嗜睡，最好暂时不要服用本品。

中药抗衰渊源久　十大好药逐个数

就像上一小节《抗衰老十大滋补攻略》一样，这里介绍十大经典中药，并不是为你开方，而是介绍它们的一些典型功效，如果你准备服用它们，还是要听取医生的建议。

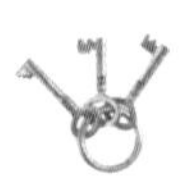

一、人参

《神农本草经》认为，人参能“补五脏，安精神，定魂魄，止惊悸，除邪气，明目开心益智，久服轻身延年”。现代研究发现，它还具有抗氧化、抗衰老、抗疲劳、保肝、调节心血管功能、兴奋造血系统功能等作用。

二、三七

清代名医赵学敏在他所著的《本草纲目拾遗》中说“人参补气第一，三七补血第一，味同而功亦等”，称三七为“中药之最珍贵者”。现代研究发现，三七的化学成分、药理作用和临床应用与人参有相似之处，其人参总皂苷含量超过人参。三七可扩张血管，降低血管阻力，增加心输出量，减慢心率，降低心肌耗氧量和毛细血管的通透性，在心血管病防治方面比人参有明显的优势。

三、黄芪

中医学认为“脾为后天之本”，黄芪“益元气而补三焦”，为“补气诸药之最”。现代研究发现，黄芪不仅能扩张冠状动脉，改善心肌供血，提高免疫功能，而且能延缓细胞衰老。

四、刺五加

《本草纲目》称之“久服轻身耐老”，“宁得一把五加，不用金玉满车”。现代研究发现，刺五加有抗衰老、抗疲劳（其抗疲劳作用超过人参皂甙）等作用，还能调节神经系统、内分泌系统、心血管系统功能，且有抗菌消炎和一定的抗癌作用。

五、红景天

古代本草中没有红景天的记载，是近代才发现的抗衰老新秀，红景天是藏药的重要成员，历代藏医将其视为“吉祥三宝”。

红景天有补益元气、清热、解毒、止血、宁神益智的功效，有类似人参的补益作用，能抗缺氧、抗寒冷、抗疲劳、抗辐射、抗病毒、抑制癌细胞生长，提高工作效率，延缓机体衰老。

六、何首乌

宋代《开宝本草》称之“久服长筋骨，益精髓，延年不老”。现代研究发现，何首乌能够促进神经细胞的生长，对神经衰弱及其他神经系统疾病有辅助治疗作用，并可调节血清胆固醇，降低血糖，提高肝细胞转化和代谢胆固醇的能力，还具有良好的抗氧化作用。

七、灵芝

《神农本草经》认为灵芝能“补肝气，安魂魄”，“久食，轻身不老，延年神仙”。现代研究证实，灵芝对神经系统、呼吸系统、心血管系统功能都有调节作用，具有免疫调节、清除自由基、平衡代谢等功能，直接影响人体衰老进程。

八、枸杞子

《神农本草经》称枸杞子“久服坚筋骨，轻身不老，耐寒暑”。《本草汇言》赞之“使气可充，血可补，阳可生，阴可长”。枸杞子有类似人参的作用，且有抗动脉硬化、降低血糖、促进肝细胞新生等作用，服之有增强体质、延缓衰老之功效。

九、绞股蓝

绞股蓝在古代本草中算是名不见经传，但近年来发现，绞股蓝具有抗衰老、抗疲劳、抗癌、调节内分泌功能，能提高人体应变能力和免疫力，降低胆固醇和转氨酶，预防肿瘤，抑制溃疡，缓解紧张，镇静、镇痛。

十、蜂王浆

蜂王浆是蜂制品中的珍品，含有丰富的营养成分，可促进蛋白质合成，促进细胞生长，增进机体的新陈代谢，增强组织再生能力。同时，因其含有丰富的超氧化物歧化酶及维生素 C、维生素 E，是不可多得的抗衰老良药。

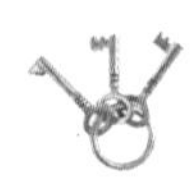

附录一

常用中成药的误区

我们小时候把西药叫“丸药”，把中药叫“草药”，那时候的农村都是那么叫，约定俗成而已。实际上中药也有大量的丸药，还有膏、丹、散之分，都是以草药为材料经过一定的工艺加工成不同的形态。

现代中医对中药的分类总分为两类：汤药和成药。

汤药一方面指药的形态是汤，另一方面是指药是跟某个具体的方子。在历代中医中，有很多方子比较经典，都有一个命名，一般是以主要药物或者方子的功效命名的，比如桂枝汤、小柴胡汤、葛根汤、泻心汤等。

成药是根据某个方子批量生产的，在药店或医院都有，中医的成药就叫中成药，中成药也有处方药和非处方药之分，本章中说的都是非处方药。本章专门跟大家谈一谈使用中成药的一些误区，希望对读者合理用药提供一些必要的帮助。

1. 板蓝根：预防感冒抗病毒

现在我们经常遇到一些流感等传染病，造成了一些感冒药因此热卖，甚至一些地方曾经出现板蓝根冲剂等药品脱销的现象。不少人把一袋袋的板蓝根搬回家，不管有病没病，全家老小每天一起喝。很多人在家里囤积了大堆的板蓝根。

板蓝根对于预防流感是否有效，目前并无定论。不过，在 2009 年国家中医药管理局发布的 5 个抗甲型 H1N1 流感药方中，并没有板蓝根。预防流感关键在于保持自身的健康，《黄帝内经》说“正气存内，邪不可干”，如果吃药一定要对证。板蓝根药性苦寒，是清热解毒的药品，是清里热的，里就是三把钥匙里面的表里的里，对于体质较实、爱上火的人群疗效较好，但如果患者本身属于虚寒体质，面色发黄且经常拉肚子，则不适合把吃板蓝根作为预防感冒的一个措施。

另外，人在健康状态下服用板蓝根过多，会伤及脾胃，反而容易引发其他疾病。如果体质偏虚寒的人，多喝板蓝根冲剂就会因其苦寒伤胃，会带来一系列胃肠道反应，以致于感冒没治好，反而会引起胃痛、畏寒、食欲不振等症。尤其是小孩，脾胃功能尚未健全，多服板蓝根，更容易引起消化不良等症状。

2. 六味地黄丸：随意充当“补肾阳药”

六味地黄丸是一个经典的方剂，很多人把它当成补肾壮阳的补药用来常年进补，一旦觉得有点腰酸背痛，就认为自己肾不好，有事没事就吃几瓶六味地黄丸补一补。许多人认为六味地黄丸为补肾精品，有病治病，无病保健，男女皆可，老少皆宜。有的人长期服用六味地黄丸，希望达到强身健体保健的目的，其实这是一个误区。

六味地黄丸并非人人适用。有些人把它当作补养药盲目服用，从而造成不良后果。中医进补讲究“阴阳气血”，缺什么补什么。很多人往往觉得自己身体似乎有点亏，但具体是阴亏还是阳亏，血亏还是气亏，却分不清楚。这个时候如果患者不清楚自身症状自行服用六味地黄丸，不仅达不到治疗效果，反而可能引发其他疾病。

说明书显示，六味地黄丸滋阴补肾，用于肾阴亏损，头晕耳鸣，腰膝酸软，骨蒸潮热，盗汗遗精。

而六味地黄丸只适合阴虚患者，并不适合气虚、阳虚的患者。肾阴不足的人，特别是中年人才适宜服用，通常伴有口干舌燥总想喝水的症状。

六味地黄丸还是以寒性的药物为主，并且里面有比较滋腻的药物，用来补阴。如果是有湿热的人服用六味地黄丸，不但会加重湿热，还会导致口舌生疮、小便发黄等现象，还可能越补身体越不适，甚至使原有病情加重。如果是虚寒的人，并且平时胃口也不好，也不适合吃六味地黄丸，所以六味地黄丸在服用前一定要咨询医生，弄清是否对证，千万不能当成补品来随便吃，也不能过量吃。服药两周后症状未改善，应去医院就诊。好的药物要好好用。

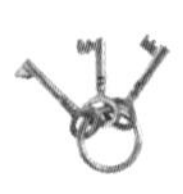

我在临床上见到的误服六味地黄丸导致损伤最多的就是这一类人，中老年人为主，这些人长时期服用六味地黄丸，弄得自己脾胃虚弱，大便溏泄。

3. 乌鸡白凤丸：补血调经兼美容

乌鸡白凤丸被很多女性奉为美容调经的上品，但事实上，如果不明缘由地乱吃乌鸡白凤丸，不仅不能调理月经，反而会致使月经失调。

乌鸡白凤丸的功效主要是益气养血、补气活血，用于调理一些妇科疾病症状包括月经不调。就是说，乌鸡白凤丸主要的成分是补药，用于虚性的月经不调。但月经不调分很多种，乌鸡白凤丸主要适合于气血亏虚的月经失调，并不能包治所有的月经病，对一些因痰湿等实性的因素引起的月经不调，服用乌鸡白凤丸效果可能还适得其反。

如果身体有湿热、瘀血等其他情况者，就不能服用乌鸡白凤丸。因为不适合的人长期服用乌鸡白凤丸可能引起其他疾病，如造成月经紊乱。值得注意的是，即使是症状相似的月经不调，病因也可能根本就不同，这也就是为什么有的人服乌鸡白凤丸根本没用的原因。

另外，身材偏于肥胖者勿盲目服用乌鸡白凤丸，因为身材偏于肥胖的妇女月经失调多是由于痰湿所致，是属于实性的。如果盲目服用乌鸡白凤丸补虚，反倒滋腻碍脾，助湿化热，不但无法收到良好的治疗效果，而且还会加重病情。

一旦药不对证，本来就是实性原因造成的月经不调，如果滥用补益药，反而可能导致出现痤疮、失眠、便秘等症状。因此，女性在服用乌鸡白凤丸前，最好请医生诊断，确属气血不足的虚证才能放心服用。另外，乌鸡白凤丸性质比较热，普通人夏天最好少吃或不吃。

有的女性为了美容，也吃乌鸡白凤丸，这一般是错误的，还是要诊断是不是有吃这个药的适应证。

4. 牛黄解毒片：清热降火经常用

牛黄解毒片是大家非常熟悉的祛火药，许多人只要一有牙疼、上火的症状就买来吃，有的人还用牛黄解毒片来通便减肥。但滥用此药，解毒片容易变成“中毒片”。

有的火本来是一个虚火，根本就是一个虚，早期吃一点清热的药物，症状会好一点，但是过量则更加容易加重里虚，过犹不及。

很多长期有便秘、痤疮的人，自行大量、长期地服用牛黄解毒片，结果却出现了皮疹、瘙痒、发热、哮喘、胸闷、心悸、腹泻等不正常现象。其实这就是过量服用牛黄解毒片发生的不良反应。因为牛黄解毒片中含有的雄黄，其主要成分为三硫化二砷，遇热易分解氧化，变成有剧毒的三氧化二砷，其毒害作用可影响人体的许多系统。所以牛黄解毒片必须在医师指导下正确服用，而且绝不可长期大量服用，一般服用不要超过三天，否则会引起慢性砷中毒，对神经、血管、心脏、肝、肾、脾都能造成损伤，重者危及生命。

5. 人参：日常强身健体

人参被喻为“补中之王”，一到冬天很多人就开始用人参进补，平时为了降火常用西洋参片泡水喝。然而人参虽可强身和延缓衰老，但随意乱用则有害无益，长期过量吃人参要小心“人参滥用综合征”。

“人参滥用综合征”表现为欣快、中枢兴奋、失眠、全身玫瑰疹、皮肤瘙痒、眩晕、头痛、体温升高及出血等。曾有人日服人参 15 克连续 12 个月，致使过度兴奋、丧失人格、精神错乱。资料显示，曾有老年人口服人参致频发性期前收缩，这是心脏功能紊乱的一种表现。因此，使用人参必须在医师指导下，从小剂量开始，不可长期大量服用。

人参是补虚的，是一个补益的药，没有虚的表现我们不要乱吃，有的表现虽然是虚，但实质是实的，我们自己判断往往容易出错，所以不要自行乱用人参。《伤寒论》里面的人参，可能是我们现在用的党参，主要是用来健胃生津液的。人参味甘微温，如果是虚寒体质的人有用的机会，如果是湿热体质的人，单独用就不合适。

6. 阿胶：滋阴补血又养颜

在中药里，阿胶确实是妇科上等良药，有滋阴补血的功效。但并非适用于所有人，有些人在服用阿胶之后，会出现火气亢盛的表现，如鼻腔、

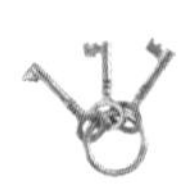

口唇等部位出现许多热疮，或眼睛干涩、发红、眼眵增多，甚至出现喉咙干痛及大便秘结或大便带血等症状。有些阳虚者服用后，也会出现食欲不振、胃部饱胀，出现消化功能障碍等症状。

另外，患有感冒、咳嗽、腹泻或月经来潮时，应停服阿胶，等病情痊愈或经停后再继续服用。

阿胶性平，滋阴补血效果很好，但是比较滋腻，容易壅湿生满，时间长了就容易上火，适用于确实有阴血亏虚这种情况的人。

7. 藿香正气类制剂：防暑特效药

“防暑该用什么药？对，来两盒藿香正气水吧。”“藿香正气水难喝，来一盒藿香正气丸吧……”夏天，许多人都会买点放在家里以备不时之需。其实这是误解。

为什么说藿香正气类制剂不是防暑特效药？中暑是因为暑热内侵，临床以高热、大量出汗、疲倦乏力为主要表现，严重的可能会出现虚脱。治疗应当以清热泻火、养阴解暑为主，而藿香正气类制剂具有辛温解表、散寒、除湿的功效，属于温热药，根本不适合治疗中暑。只有那些体内以寒湿为主，同时又感受热邪，发热不明显，出汗不是很多的人才可以服用。

“藿香正气药是传统中医药的经典老方，功能相当广泛，但主要还是用来理气祛湿和驱寒，而非目前不少人误认为的解暑特效药。”藿香正气类感冒药是在古方藿香正气散的基础上经现代工艺加工而成，藿香正气散由藿香、大腹皮、白芷、茯苓、法半夏、白术、陈皮、厚朴、桔梗、紫苏叶、甘草、生姜、大枣等组成，具有辛温解表、散寒除湿、止呕等作用，主要用于治疗体内寒湿较重，同时又受风寒外邪所导致的感冒。

夏季气候炎热，这时所产生的感冒多有热邪，不能再使用温热药，否则病情会加重。只有一向脾胃功能虚弱，或长期工作在潮湿的环境中，体内以寒湿为主的人才适用。这类人感冒时一般发热都不明显，通常症状是食欲不振、腹胀、舌苔白腻。部分因空调温度过低而导致的感冒也可以使用，因为这类患者多因经常往来于室内和户外忽冷忽热的环境中，易受寒邪侵袭。

藿香正气类制剂用来治疗寒湿所导致的腹泻、呕吐等胃肠型感冒很见效。对于一些大便稀溏、无明显臭味的腹泻患者效果最好。

附录二

食物寒热温凉性质表

食物都有食性，有些作为中草药还有药性。因此，日常养生食疗也需依各人体质。明朝李时珍的《本草纲目》中有300多种是人们日常的食物，书中记载了每一味食物的食性。他将食性分为平性、温性、凉性三类。凉性的食物可以清补，多食适合于阴虚内热的人群；温性的食物可以温补，多食适合于阳虚畏冷的人群；平性的食物可以平补，适合于各种人群。

温性食物

糯米、高粱、刀豆、洋葱、韭菜、芥菜、大蒜、芫荽、茴香菜、葱、芦笋、生姜、南瓜、辣椒、杏、杨梅、山楂、桃子、龙眼肉、荔枝、石榴、椰子、胡桃仁、大枣、栗子、松子、猪肚、猪肝、羊肉、狗肉、鹿肉、鸡肉、牛肉、海参、虾、鲍鱼、蚶、带鱼、鲢鱼、鳙鱼、草鱼、羊乳、雀蛋、蛇肉、红糖、醋、酒、八角茴香、花椒、胡椒、菜子油、茉莉花。

寒性食物

冰、小麦、大麦、荞麦、小米、薏苡仁、绿豆、绿豆芽、黄豆芽、豆腐、芹菜、香芹、空心菜、菠菜、金针菜、莴笋、茭白、油菜、竹笋、莼菜、白萝卜、慈菇、藕、冬瓜、丝瓜、黄瓜、苦瓜、番茄、茄子、蘑菇、荸荠、甘蔗、香蕉、柿子、橘、橙子、柚、梨、桑椹、苹果、枇杷、猕猴桃、罗汉果、菱、西瓜、甜瓜、兔肉、蟹、螺蛳、蛏、蛤蜊、田螺、黑鱼、紫菜、海带、鸡蛋、鸭蛋、食盐、酱油、茶叶、麻油。

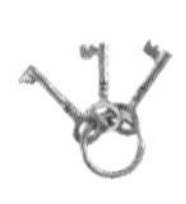

平性食物

大米、玉米、红豆、蚕豆、豌豆、豇豆、扁豆、黑豆、黄豆（《名医别录》除胃中热痹）、豆腐皮、豆浆（《本草纲目拾遗》清咽）、白菜、卷心菜、茼蒿、香椿、胡萝卜、芋头、百合、红薯、土豆、山药、木耳、银耳、香菇、李子、梅子、柠檬、橄榄、葡萄、葵花子、莲子、芡实（鸡头米）、花生、南瓜子、甜杏仁、猪肉、驴肉、鸭肉、鹅肉、鹌鹑、鸽子肉、海蜇、乌贼鱼、黄花鱼、银鱼、平鱼、鲫鱼、鲤鱼、白鳝、鳖、龟肉、泥鳅、桂鱼、干贝、牡蛎肉、牛乳（《日华子本草》解热毒）、鹌鹑蛋、鸽蛋、白糖、冰糖、蜂蜜、黑芝麻、花生油。

附录三

形体健康速查表

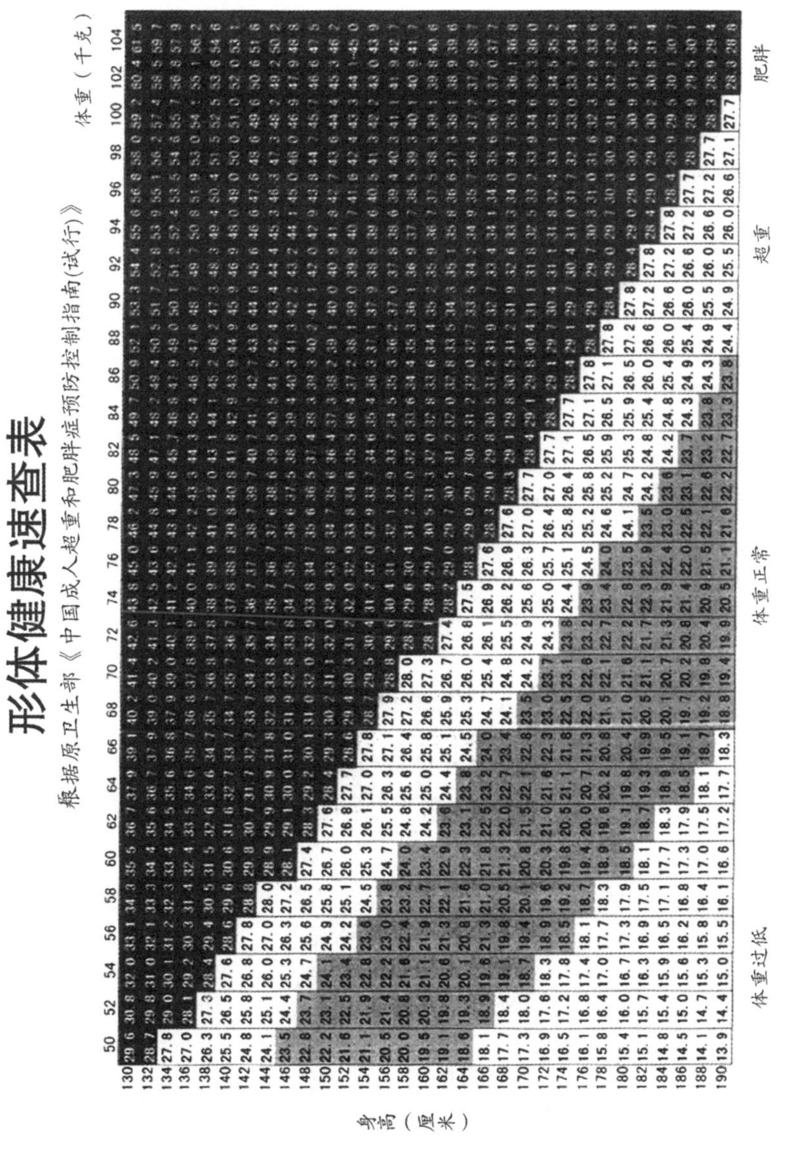

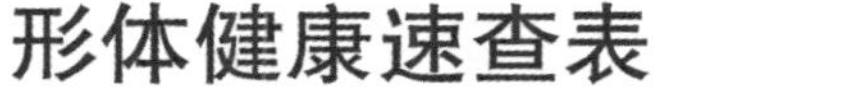

根据原卫生部《中国成人超重和肥胖症预防控制指南(试行)》

身高（厘米）\ 体重（千克）	50	52	54	56	58	60	62	64	66	68	70	72	74	76	78	80	82	84	86	88	90	92	94	96	98	100	102	104
130	29.6	30.8	32.0	33.1	34.3	35.5	36.7	37.9	39.1	40.2	41.4	42.6	43.8	45.0	46.2	47.3	48.5	49.7	50.9	52.1	53.3	54.4	55.6	56.8	58.0	59.2	60.4	61.5
132	28.7	29.8	31.0	32.1	33.3	34.4	35.6	36.7	37.9	39.0	40.2	41.3	42.5	43.6	44.8	45.9	47.1	48.2	49.4	50.5	51.7	52.8	53.9	55.1	56.2	57.4	58.5	59.7
134	27.8	29.0	30.1	31.2	32.3	33.4	34.5	35.6	36.8	37.9	39.0	40.1	41.2	42.3	43.4	44.6	45.7	46.8	47.9	49.0	50.1	51.2	52.4	53.5	54.6	55.7	56.8	57.9
136	27.0	28.1	29.2	30.3	31.4	32.4	33.5	34.6	35.7	36.8	37.8	38.9	40.0	41.1	42.2	43.3	44.3	45.4	46.5	47.6	48.7	49.7	50.8	51.9	53.0	54.1	55.1	56.2
138	26.3	27.3	28.4	29.4	30.5	31.5	32.6	33.6	34.7	35.7	36.8	37.8	38.9	39.9	41.0	42.0	43.1	44.1	45.2	46.2	47.3	48.3	49.4	50.4	51.5	52.5	53.6	54.6
140	25.5	26.5	27.6	28.6	29.6	30.6	31.6	32.7	33.7	34.7	35.7	36.7	37.8	38.8	39.8	40.8	41.8	42.9	43.9	44.9	45.9	46.9	48.0	49.0	50.0	51.0	52.0	53.1
142	24.8	25.8	26.8	27.8	28.8	29.8	30.7	31.7	32.7	33.7	34.7	35.7	36.7	37.7	38.7	39.7	40.7	41.7	42.7	43.6	44.6	45.6	46.6	47.6	48.6	49.6	50.6	51.6
144	24.1	25.1	26.0	27.0	28.0	28.9	29.9	30.9	31.8	32.8	33.8	34.7	35.7	36.7	37.6	38.6	39.5	40.5	41.5	42.4	43.4	44.4	45.3	46.3	47.3	48.2	49.2	50.2
146	23.5	24.4	25.3	26.3	27.2	28.1	29.1	30.0	31.0	31.9	32.8	33.8	34.7	35.7	36.6	37.5	38.5	39.4	40.3	41.3	42.2	43.2	44.1	45.0	46.0	46.9	47.9	48.8
148	22.8	23.7	24.7	25.6	26.5	27.4	28.3	29.2	30.1	31.0	32.0	32.9	33.8	34.7	35.6	36.5	37.4	38.3	39.3	40.2	41.1	42.0	42.9	43.8	44.7	45.7	46.6	47.5
150	22.2	23.1	24.1	24.9	25.8	26.7	27.6	28.4	29.3	30.2	31.1	32.0	32.9	33.8	34.7	35.6	36.4	37.3	38.2	39.1	40.0	40.9	41.8	42.7	43.6	44.4	45.3	46.2
152	21.6	22.5	23.4	24.2	25.1	26.0	26.8	27.7	28.6	29.4	30.3	31.2	32.0	32.9	33.8	34.6	35.5	36.4	37.2	38.1	39.0	39.8	40.7	41.6	42.4	43.3	44.1	45.0
154	21.1	21.9	22.8	23.6	24.5	25.3	26.1	27.0	27.8	28.7	29.5	30.4	31.2	32.0	32.9	33.7	34.6	35.4	36.3	37.1	37.9	38.8	39.6	40.5	41.3	42.2	43.0	43.9
156	20.5	21.4	22.2	23.0	23.8	24.7	25.5	26.3	27.1	27.9	28.8	29.6	30.4	31.2	32.1	32.9	33.7	34.5	35.3	36.2	37.0	37.8	38.6	39.4	40.3	41.1	41.9	42.7
158	20.0	20.8	21.6	22.4	23.2	24.0	24.8	25.6	26.4	27.2	28.0	28.8	29.6	30.4	31.2	32.0	32.8	33.6	34.4	35.3	36.1	36.9	37.7	38.5	39.3	40.1	40.9	41.7
160	19.5	20.3	21.1	21.9	22.7	23.4	24.2	25.0	25.8	26.6	27.3	28.1	28.9	29.7	30.5	31.3	32.0	32.8	33.6	34.4	35.2	35.9	36.7	37.5	38.3	39.1	39.8	40.6
162	19.1	19.8	20.6	21.3	22.1	22.9	23.6	24.4	25.1	25.9	26.7	27.4	28.2	29.0	29.7	30.5	31.2	32.0	32.8	33.5	34.3	35.1	35.8	36.6	37.3	38.1	38.9	39.6
164	18.6	19.3	20.1	20.8	21.6	22.3	23.1	23.8	24.5	25.3	26.0	26.8	27.5	28.3	29.0	29.7	30.5	31.2	32.0	32.7	33.5	34.2	34.9	35.7	36.4	37.2	37.9	38.7
166	18.1	18.9	19.6	21.3	21.0	21.8	22.5	23.2	24.0	24.7	25.4	26.1	26.9	27.6	28.3	29.0	29.8	30.5	31.2	31.9	32.7	33.4	34.1	34.8	35.6	36.3	37.0	37.7
168	17.7	18.4	19.1	19.8	20.5	21.3	22.0	22.7	23.4	24.1	24.8	25.5	26.2	26.9	27.6	28.3	29.1	29.8	30.5	31.2	31.9	32.6	33.3	34.0	34.7	35.4	36.1	36.8
170	17.3	18.0	18.7	19.4	20.1	20.8	21.5	22.1	22.8	23.5	24.2	24.9	25.6	26.3	27.0	27.7	28.4	29.1	29.8	30.4	31.1	31.8	32.5	33.2	33.9	34.6	35.3	36.0
172	16.9	17.6	18.3	18.9	19.6	20.3	21.0	21.6	22.3	23.0	23.7	24.3	25.0	25.7	26.4	27.0	27.7	28.4	29.1	29.7	30.4	31.1	31.8	32.4	33.1	33.8	34.5	35.2
174	16.5	17.2	17.8	18.5	19.2	19.8	20.5	21.1	21.8	22.5	23.1	23.8	24.4	25.1	25.8	26.4	27.1	27.7	28.4	29.1	29.7	30.4	31.0	31.7	32.4	33.0	33.7	34.4
176	16.1	16.8	17.4	18.1	18.7	19.4	20.0	20.7	21.3	22.0	22.6	23.2	23.9	24.5	25.2	25.8	26.5	27.1	27.8	28.4	29.1	29.7	30.3	31.0	31.6	32.3	32.9	33.6
178	15.8	16.4	17.0	17.7	18.3	18.9	19.6	20.2	20.8	21.5	22.1	22.7	23.4	24.0	24.6	25.2	25.9	26.5	27.1	27.8	28.4	29.0	29.7	30.3	30.9	31.6	32.2	32.8
180	15.4	16.0	16.7	17.3	17.9	18.5	19.1	19.8	20.4	21.0	21.6	22.2	22.8	23.5	24.1	24.7	25.3	25.9	26.5	27.2	27.8	28.4	29.0	29.6	30.2	30.9	31.5	32.1
182	15.1	15.7	16.3	16.9	17.5	18.1	18.7	19.3	19.9	20.5	21.1	21.7	22.3	22.9	23.5	24.2	24.8	25.4	26.0	26.6	27.2	27.8	28.4	29.0	29.6	30.2	30.8	31.4
184	14.8	15.4	15.9	16.5	17.1	17.7	18.3	18.9	19.5	20.1	20.7	21.3	21.9	22.4	23.0	23.6	24.2	24.8	25.4	26.0	26.6	27.2	27.8	28.4	28.9	29.5	30.1	30.7
186	14.5	15.0	15.6	16.2	16.8	17.3	17.9	18.5	19.1	19.7	20.2	20.8	21.4	22.0	22.5	23.1	23.7	24.3	24.9	25.4	26.0	26.6	27.2	27.7	28.3	28.9	29.5	30.1
188	14.1	14.7	15.3	15.8	16.4	17.0	17.5	18.1	18.7	19.2	19.8	20.4	20.9	21.5	22.1	22.6	23.2	23.8	24.3	24.9	25.5	26.0	26.6	27.2	27.7	28.3	28.9	29.4
190	13.9	14.4	15.0	15.5	16.1	16.6	17.2	17.7	18.3	18.8	19.4	19.9	20.5	21.1	21.6	22.2	22.7	23.3	23.8	24.4	24.9	25.5	26.0	26.6	27.1	27.7	28.3	28.8

体重过低　　体重正常　　超重　　肥胖

注:表中的数字为体重指数（BMI），计算方法为：体重 ÷ 身高^2(kg/m^2)

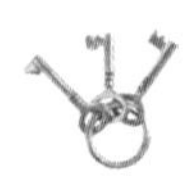

附录四

国粹中医

（复兴中医网主题歌）

作词：陈建国　魏守虎
作曲：小　宝
混音：小　宝
试唱：小　宝

数千年和疾痛的抗争
中华绽放出一支奇葩
神农尝百草五味俱全
世代摸索啊口口相传

华佗的故事家喻户晓
仲景的医术传遍华夏
扁鹊诊未病妇孺皆知
李时珍寻药踏遍山崖

黄帝内经呀理论经典
本草伤寒是汤液精华
六经八纲是诊治大法
望闻问切即了然于胸

遥望当年
杏林园中
中医神技胜百花
百草巧治世间病
世世代代功无涯！

泱泱中华
瑰宝传承
中西争流济天下
橘井人蓄势欲发

国粹中医享誉天下！